歯科医師の歯科医師による歯科医師のための

睡眠時無呼吸症候群の口腔内装置治療

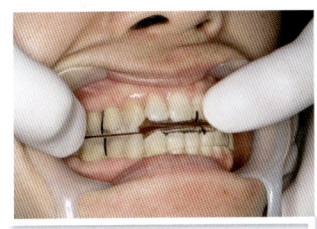

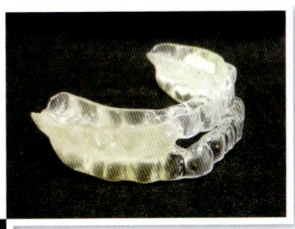

阪井　丘芳　監修

奥野健太郎　編

奥野健太郎　著
野原　幹司
佐々生康宏
小谷　泰子

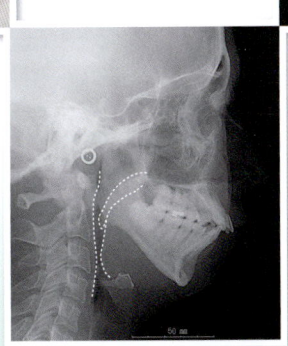

Oral appliance therapy –
of the dentist, by the dentist, for the dentist

医歯薬出版株式会社

This book was originally published in Japanese
under the title of :

SHIKAISHI-NO SHIKAISHI-NIYORU SHIKAISHI-NOTAMENO
SUIMINJI MUKOKYU SHOUKOUGUN-NO KOUKUNAI SOUCHI CHIRYOU
(Oral appliance therapy for obstructive sleep apnea syndrome-
of the dentist, by the dentist, for the dentist)

Editors :
SAKAI, Takayoshi
   Chairman and Professor
   Department of Oral-Facial Disorders,
   Division of Functional Oral Neuroscience,
   Osaka University Graduate School of Dentistry

© 2014 1st ed.

ISHIYAKU PUBLISHERS, INC.
  7-10, Honkomagome 1 chome, Bunkyo-ku,
  Tokyo 113-8612, Japan

はじめに

　閉塞性睡眠時無呼吸症候群（OSAS）は，睡眠中に呼吸が弱くなる，あるいは停止し，体内の酸素濃度が下がり，睡眠が障害されることにより，日中の眠気や頭痛，集中力の低下が生じ生活の質（QOL）を低下させる疾患です．それだけではなく，高血圧症や糖尿病，メタボリックシンドロームの発症に関与し，重症例では心血管障害や脳血管障害の危険因子となる全身性の疾患です．

　日本では，全国で約500万人のOSAS患者が存在すると言われていますが，実際に治療を受けているのは20万人程度と，ごくわずかです．2003年，OSASによる睡眠障害のあった新幹線の運転士が引き起こした居眠り運転事故以来，新聞，テレビなどのメディアに取り上げられることが多くなり，病気の存在が国民に広く知られるようになりました．歯科では，2004年にOSASに対する口腔内装置治療が保険適用となったことから，歯科に寄せられる期待は高まっています．

　本書では，実際の口腔内装置の作製方法，治療方法はもちろん，医科との連携に必要となるOSASに関する基本的な知識についても学ぶことができます．また，要望の多かった，医科から送られてくる終夜睡眠ポリグラフ検査の結果の読み方，さまざまな口腔内の状況に合わせた口腔内装置の設計例，医科との情報提供書の文例なども掲載しています．明日からの臨床にすぐ利用できる問診票や装置の取扱説明書なども付録につけています．本書の読み方については，基礎知識から学びたい方は最初から読んでいただき，ともかく実践を知りたい！　という方は，実践編から読んでいただいてもすぐ理解できるように構成しています．また，実際の臨床での疑問点をQ&A方式で解説しています．これから睡眠歯科臨床を始める先生にとって，わかりやすく，かつ実用的な構成にしました．

　人生の3分の1は睡眠です．人間の健康は食事と睡眠によって支えられています．食事に対して，歯科は今まで齲蝕や歯周病の治療により，また最近では摂食嚥下障害の治療により支えてきました．睡眠に対しても，このOSAS患者への口腔内装置治療により支えることができます．本書が先生方の臨床のお役に立つことができ，睡眠を支える歯科医療がますます発展することを願っています．

　最後に，本書におけるOSASの資料集積，編集に関して大阪大学歯学部附属病院顎口腔機能治療部の方々に協力をいただきましたことに感謝の意を表します．

2014年10月

阪井　丘芳

　本書籍が発刊された2014年では，睡眠障害国際分類第2版(ISCD-2)の定義が国内では広く利用され，閉塞性睡眠時無呼吸症候群（OSAS）という名称が広く使われていました．本書もそれにならい，書籍名を"睡眠時無呼吸症候群の口腔内装置治療"とし，書籍中の用語もOSASを用いておりました．現在は，睡眠障害国際分類第3版（ISCD-3）の定義が広く認知されるようになり，閉塞性睡眠時無呼吸症候群（OSAS）は閉塞性睡眠時無呼吸（OSA）と名称が変わり，診断基準も変更となりました．まだまだ，国内ではOSASという名称が広く使われているため，本書籍内では基本的にOSASという名称を用いており，書籍名に関しても変更なく"睡眠時無呼吸症候群の口腔内装置治療"としています．

Contents

はじめに ●阪井丘芳 ……………………………………………………………… 3

第1編 基礎知識編—診療の前に必要な基礎知識を身につけよう— …………… 7

第1章 OSAS 総論 ●奥野健太郎 …………………………………………… 8
① OSAS とは
② OSAS の疫学
③ OSAS の病態
④ OSAS の原因
⑤ OSAS の症状
⑥ OSAS の全身への影響

第2章 OSAS の検査・診断 ●野原幹司 ……………………………… 15
① OSAS の診断基準
② PSG 検査
③ 簡易検査，パルスオキシメーター検査

第3章 OSAS の治療法 ●佐々生康宏 ………………………………… 23
① CPAP 治療
② OA 治療
③ 外科的治療法
④ その他の治療法

第2編 臨床実践編—実際の診療の流れに沿って— ………………………… 35

Step 1 歯科での問診・診査 ●小谷泰子 ……………………………… 36
① 問診
② エプワース眠気尺度
③ 口腔内・口腔外の診査
④ セファログラム

Step 2 医科での検査 ●奥野健太郎 ································ 46
① 終夜睡眠ポリグラフ検査について
② 検査サマリーの解読
③ 簡易検査結果の解読
④ パルスオキシメーター検査結果の解読

Step 3 口腔内装置の治療 ●奥野健太郎 ································ 57
① OA の適応症
② 口腔内の診査
③ OA の技工操作
④ OA の装着
⑤ OA の調整

Step 4 OA 治療の評価・管理 ●奥野健太郎 ································ 78
① 歯科における治療評価
② 医科における治療評価
③ 歯科での管理

第3編 Q&A 編 ─OSAS 臨床でよくある疑問を解説─ ●奥野健太郎 ················ 87

- Q1　OA の効果が不十分だった場合には，どうしたらよいですか？
- Q2　患者がなかなか睡眠検査を受けてくれません．どのように勧めればよいですか？
- Q3　顎関節症の患者にも OA は適応できますか？
- Q4　睡眠時ブラキシズムの患者にも OA は適応できますか？
- Q5　小児 OSAS 患者には，どのような治療法がありますか？
- Q6　OA を長期間装着することによる副作用はありますか？
- Q7　CPAP と OA を併用することは有効ですか？
- Q8　OA 治療後も眠気が改善しない場合はどうしたらいいですか？
- Q9　OA と CPAP，治療法を選択する際に，参考とする基準はありますか？
- Q10　OA の下顎前方移動量は，どうやって決めるのですか？
- Q11　OA に口呼吸路は必要でしょうか？

付録 ●奥野健太郎 ... 97

初診時問診票
眠気の自覚的評価
歯科技工指示書
スリープスプリントを装着される患者さんへ
再診時問診票
診療情報提供書

コラム ●奥野健太郎

① OSAS と死亡率 ... 13
② OSA 以外の睡眠障害―88 種類もある睡眠障害― ... 14
③ 突然寝てしまう病気―ナルコレプシー― ... 21
④ 足がムズムズして眠れない―むずむず足症候群― ... 22
⑤ 家族が大迷惑！―レム睡眠行動障害― ... 32
⑥ 昼夜逆転 !?―概日リズム性睡眠障害― ... 33
⑦ セファロで発見された舌扁桃肥大の症例 ... 45
⑧ 日本における OA 治療の成功率 ... 76
⑨ OA 治療における内視鏡検査の有用性 ... 77
⑩ OA の長期使用による副作用―咬合変化― ... 86
⑪ 良好な医科-歯科連携について ... 96

執筆者一覧

【監修者】

阪井　丘芳　　大阪大学大学院歯学研究科　顎口腔機能治療学教室　教授

【編　者】

奥野健太郎　　大阪歯科大学　高齢者歯科学講座

【著　者】

奥野健太郎　　大阪歯科大学　高齢者歯科学講座
野原　幹司　　大阪大学歯学部附属病院　顎口腔機能治療部　医長
佐々生康宏　　ささお歯科クリニック　口腔機能センター　院長
小谷　泰子　　医療法人美和会　平成歯科クリニック　院長

第1編

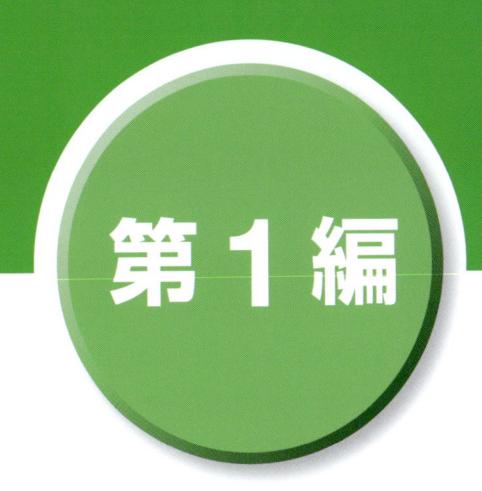

基礎知識編
―診療の前に必要な基礎知識を身につけよう―

　基礎知識編では，実際のOSAS診療に役立つ知識を体系立てて学べる構成になっています．OSAS診療を行うためには，治療手段である口腔内装置について知ることはもちろん重要ですが，治療目的である睡眠時無呼吸症候群に関する知識を身につけることも非常に大切です．OSAS診療は，医科との連携の上で，はじめて成り立つ医療です．睡眠時無呼吸症候群に関する基礎知識なくしては，医科との良好な連携をとることはできません．

　とにかく実践から知りたい！　という方は，実践編から読んでいただいてもすぐ理解できるように構成しています．睡眠医療に深く携われば携わるほど，睡眠・呼吸に関する基礎知識の重要性を実感されることと思います．さらに理解を深める必要がある場合には，この基礎知識編に立ち戻って読んでいただければ幸いです．

　本書は，あくまで歯科医師による口腔内装置治療に必要な最低限の知識について解説しています．睡眠科学は非常に奥が深いため，必要な場合は他の専門書をご参照いただければ幸いです．

　なお，本書では閉塞性睡眠時無呼吸症候群をOSAS（Obstructive Sleep Apnea Syndrome），口腔内装置をOA（Oral Appliance）と表記しています．

　それでは，診療の前にOSAS診療に必要な基礎知識を身につけましょう！

第1章 OSAS総論

1 OSASとは

　閉塞性睡眠時無呼吸症候群（Obstructive Sleep Apnea Syndrome：OSAS）は，睡眠中に呼吸が弱くなる，あるいは停止し，体内の酸素濃度が下がり，睡眠が障害されることにより，日中の眠気や頭痛，集中力の低下などの症状により生活の質（QOL）を低下させ，高血圧症や糖尿病，メタボリックシンドロームの発症に関与し，重症例では心血管障害や脳血管障害の危険因子となる全身性の疾患です．

　要するに，寝ているときに息が止まり，いびきをかくことによって睡眠の質が悪くなり，昼間に眠くなったり，血圧が上がったり，心臓・血管に負担がかかる病気です．OSAS患者は，長くて2分間息が止まっている方もおられ，そのときの経皮的動脈血酸素飽和度（SpO_2）は60％まで低下し，脈拍は200回近くまで上昇します．一度，2分間息を止めてみてください．かなり苦しく，心臓がドキドキするのを感じると思います．OSAS患者では，このような状態が寝ている間ずっと繰り返されます．多くの患者は寝ているため気づいていません．しかしながら，これだけ酸素が足りない状況が続くと，身体に負担がかかり，熟睡できるはずがありません．

　このような理由から，OSAS患者は睡眠の質が低下し，昼間に強い眠気を感じます．例えるならば，毎日徹夜が続いているような状態です．治療前は，待合室やチェア上で，い

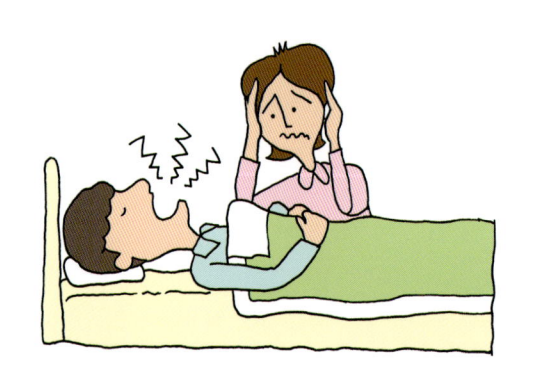

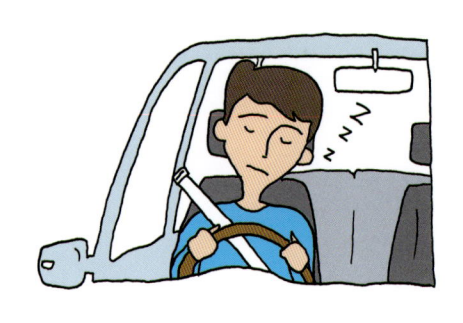

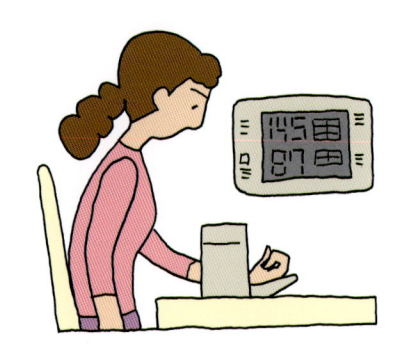

表1 OSASに関連する疫学データ

日本における潜在患者数	500万人
OSAS治療を受けている患者数	2万人
いびきがある場合のOSAS有病率	28%[1]
潜在患者の男女比（男性が女性の2倍）	2：1[2]
受診患者の男女比（男性が女性の10倍）	10：1[3]
肥満の方（BMI>30）のOSAS有病率	32%[1]
OSAS有病率が最も高い年代	60歳代[4]
女性は閉経後にOSASの有病率が増加する[5]	
OSAS患者の60〜70%は肥満が原因である[6]	
OSAS患者の約50%に，日中の眠気の症状がある[2]	
睡眠時無呼吸症候群（SAS）は閉塞性（OSAS）と中枢性（CSAS）に分類され，ほとんどが閉塞性であり，中枢性は1〜2%程度である	

つも居眠りをしていたにもかかわらず，口腔内装置（OA）治療により昼間の眠気が改善し，別人のように生まれかわる患者を何人も目の当たりにしてきました．

また，OSASで一番恐いのは，いろいろな合併症を引き起こすことです．OA治療により，高血圧症，不整脈が改善し服薬量が減量できた，また服薬の必要がなくなった方も多くおられます．OA治療は，いびき・無呼吸を治すだけではなく，OSASによる合併症の治療・予防につながる治療と言えます．

2 OSASの疫学

ここでは，OSASに関係する疫学について解説します．臨床の現場で，患者説明の際に，これらのデータ[1〜6]を利用していただくと，説明がよりわかりやすくなり，患者も実感しやすいと思います（**表1**）．

3 OSASの病態

OSASは睡眠中に上気道が狭小・閉塞することで生じます．OSAS患者は，いかに重症であっても，決して起きているときには無呼吸になりません．では，なぜ，寝ているときだけ無呼吸になるのでしょうか？

一つは，姿勢の問題があります．寝ているときには，姿勢が仰向けになるため，気道を構成する舌や軟口蓋，脂肪組織が沈下し，気道が狭くなります．しかし，覚醒した状態で仰向きになっても，やはり無呼吸にはなりません．

もう一つは，筋肉の問題があります．睡眠中には，身体がリラックスしており，筋肉（特にオトガイ舌筋）が弛緩することで舌根が沈下し，気道周囲の組織がゆるむ（虚脱）ため，気道が狭小・閉塞しやすくなります．いびきは，狭くなった気道に軟口蓋が吸い寄せられ

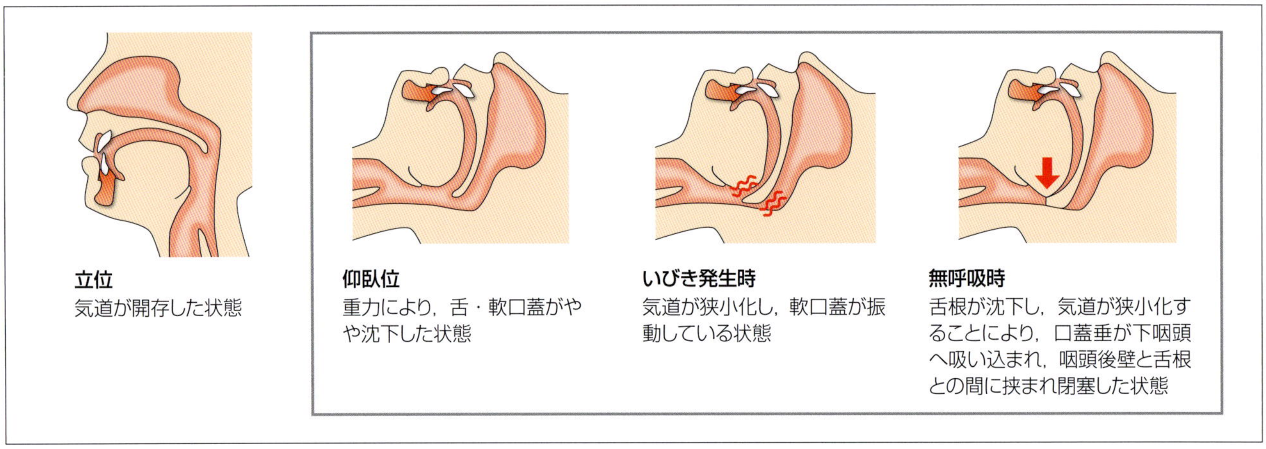

立位	仰臥位	いびき発生時	無呼吸時
気道が開存した状態	重力により，舌・軟口蓋がやや沈下した状態	気道が狭小化し，軟口蓋が振動している状態	舌根が沈下し，気道が狭小化することにより，口蓋垂が下咽頭へ吸い込まれ，咽頭後壁と舌根との間に挟まれ閉塞した状態

図1 いびき・無呼吸時の上気道の状態

震える現象です．吸い寄せられた軟口蓋が，咽頭の後壁と舌根の間に挟まれ，完全に気道が塞がると無呼吸になります（**図1**）．

4　OSASの原因

　OSASの主な原因としては，肥満，小顎，扁桃肥大があります．一般的には，OSAS患者のイメージ像は肥満型であると思います．小顎も原因となり，日本人に多く，OA治療の効果が高いと言われています（P58〜59参照）．扁桃は小児期に肥大するために，小児OSASの大きな原因と言われていますが，成人でも扁桃肥大が残存する場合もあり，成人OSASの原因にもなります．

　OSASの原因については，磯野らがMeat & Container Balance Model[7]でわかりやすく解説しています（**図2**）．気道は，Container（容器；上顎骨，下顎骨，椎骨といった骨格）に詰め込んだMeat（肉のかたまり；舌，脂肪，扁桃腺といった軟組織）の中にあいた空洞であると考えます．このモデルにあてはめると，OSASの一番の原因である肥満は，容器の大きさは変わらないが中身の肉の量が増え空洞（気道）が狭くなった状態であると考えることができます．扁桃肥大も，肥満と同様に容器は変わらないものの肉の量が増え，気道が狭くなっている状態と考えることができます．また，小顎症は，肉の量は変わらないものの容器が小さいため，空洞（気道）が狭くなった状態と考えることができます．

　これらの原因については，歯科でも十分にピックアップできます．詳しくは第2編臨床実践編で解説します．

5　OSASの症状

　患者が自覚できる（他人から指摘される）症状について解説します．OSASの主な症状は，いびき・無呼吸，眠気です．

　睡眠中のいびき・無呼吸は，OSASを疑う一番わかりやすい症状と言えます．実際にOSASを疑い，睡眠医療機関を受診する一番多い理由は，「夜間のいびき・無呼吸」です．

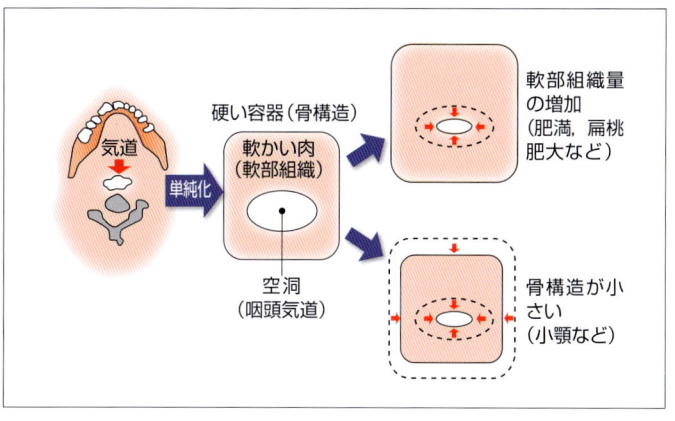

図2　OSAS原因の概念図（Isono, 2004[7)]をもとに作成）

表2　OSASの症状

成人	小児
いびき	成長発育不全
昼間の眠気	夜尿
睡眠中の無呼吸	多動
睡眠中の息苦しさ	注意散漫
夜間の覚醒	
頻繁な寝返り	
起床時の頭痛	
熟睡感の欠如	
集中力の低下	
倦怠感	
起床時の口渇	

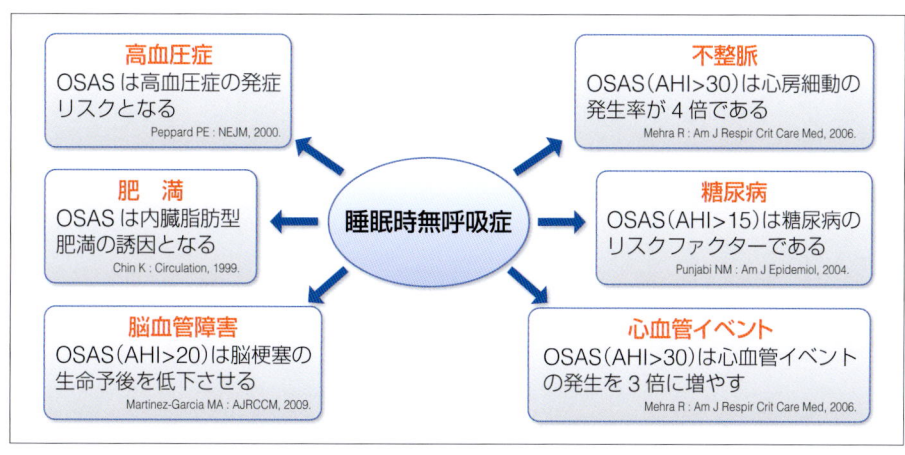

図3　OSASと全身疾患との関連

　本人は気づかないことが多く，自宅で家族から，旅行や入院中に周りの方から指摘されて初めて気づくことが多いようです．いびきをかいている人の28％にOSASがあり，OSAS患者のうち90％の方がいびきをかく，というデータがありますので，必ず確認しましょう．
　眠気は，運転や仕事など，日常生活に大きな支障が出るため，患者自身が最も困る症状です．OSAS患者では，約50％に昼間の眠気があると報告されています．しかしながら，眠気の原因は多因子であるため，OSAS以外の原因も考える必要があります（P14，コラム② OSAS以外の睡眠障害参照）．
　その他の症状として，熟睡感の欠如，起床時の頭痛，夜間の頻尿などがあります．また小児では，成長発育不全，夜尿（いわゆる，おねしょ），集中力の低下，多動などがあります（表2）．

6　OSASの全身への影響

　OSASの本当に恐いところは，全身への悪影響があることです．具体的には，高血圧症[8)]，糖尿病[9)]，不整脈[10)]，脂質異常症[11)]，動脈硬化症[12)]，肥満[13)]，心不全[14)]，虚血性心疾患[15)]，脳血管障害[16)]などの合併症が報告されています（図3）．

OSAS患者では，無呼吸により低酸素，高炭酸ガス血症の状態になります．体内の酸素が少なくなり，それを補うように，心臓や血管など循環器が過剰に働き，負担が増えます．毎晩の積み重ねにより，高血圧症，動脈硬化症，心不全，不整脈などの合併症へつながり，それら合併症により血栓が詰まりやすくなるため，虚血性心疾患，脳血管障害など死につながるような重篤な合併症にかかる危険性も高くなります．

また，無呼吸により睡眠が障害されるため，ストレスや睡眠中に分泌されるホルモンのバランスが崩れ，インスリン抵抗性が発現します．その結果，糖尿病，脂質異常症，肥満などの合併症へとつながります．最終的に，これら合併症により心血管障害の発症率・死亡率が高くなり，生命予後にも影響を及ぼすと報告されています．

OSASを治療するということは，患者のいびき・眠気を治療するだけではなく，合併症の治療・予防につながり，生命予後にも関わる治療といえます．

● 文献

1) Young T, et al. Predictors of sleep-disordered breathing in community-dwelling adults: the Sleep Heart Health Study. Arch Intern Med. 2002; **162**(8): 893-900.
2) Young T, et al. The occurrence of sleep-disordered breathing among middle-aged adults. N Engl J Med. 1993; **328**(17): 1230-1235.
3) Strohl KP, Redline S. Recognition of obstructive sleep apnea. Am J Respir Crit Care Med. 1996; **154**(2 Pt 1): 279-289.
4) Young T, et al. Sleep-disordered breathing and motor vehicle accidents in a population-based sample of employed adults. Sleep. 1997; **20**(8): 608-613.
5) Bixler EO, et al. Prevalence of sleep-disordered breathing in women: effects of gender. Am J Respir Crit Care Med. 2001; **163**(3 Pt 1): 608-613.
6) 榊原博樹．睡眠時無呼吸症候群の診断と治療－日本人の疫学．日内会誌．2004; **93**: 1069-1076.
7) Isono S, et al. Influences of head positions and bite opening on collapsibility of the passive pharynx. J Appl Physiol (1985). 2004; **97**(1): 339-346.
8) Peppard PE, et al. Prospective study of the association between sleep-disordered breathing and hypertension. N Engl J Med. 2000; **342**(19): 1378-1384.
9) Punjabi NM, et al. Sleep-disordered breathing, glucose intolerance, and insulin resistance: the Sleep Heart Health Study. Am J Epidemiol. 2004; **160**(6): 521-530.
10) Shepard JW Jr, et al. Relationship of ventricular ectopy to oxyhemoglobin desaturation in patients with obstructive sleep apnea. Chest. 1985; **88**(3): 335-340.
11) Tan KC, et al. HDL dysfunction in obstructive sleep apnea. Atherosclerosis. 2006; **184**(2): 377-382.
12) Chin K, et al. Effects of nasal continuous positive airway pressure on soluble cell adhesion molecules in patients with obstructive sleep apnea syndrome. Am J Med. 2000; **109**(7): 562-567.
13) Chin K, et al. Changes in intra-abdominal visceral fat and serum leptin levels in patients with obstructive sleep apnea syndrome following nasal continuous positive airway pressure therapy. Circulation. 1999; **100**(7): 706-712.
14) Leung RS, Bradley TD. Sleep apnea and cardiovascular disease. Am J Respir Crit Care Med. 2001; **164**(12): 2147-2165.
15) Partinen M, Guilleminault C. Daytime sleepiness and vascular morbidity at seven-year follow-up in obstructive sleep apnea patients. Chest. 1990; **97**(1): 27-32.
16) Martinez-Garcia MA, et al. Continuous positive airway pressure treatment reduces mortality in patients with ischemic stroke and obstructive sleep apnea: a 5-year follow-up study. Am J Respir Crit Care Med. 2009; **180**(1): 36-41.

コラム① OSASと死亡率

　OSASが高血圧症，糖尿病，脂質異常症，動脈硬化症，肥満，虚血性心疾患，不整脈，脳血管障害など，さまざまな合併症を引き起こすことは本書で述べた通りです．実は，重症のOSASでは，これらの合併症により死亡率が有為に高くなり，生命予後に影響を及ぼすことがわかっています．そして，CPAP治療によりOSASを改善させることで，生命予後が改善することも報告されています．

　このことから，OSAS治療は生命予後に関わる治療であると言えます．最近では，OA治療も生命予後を改善させるという報告も出てきており，効果が十分なOA治療を行うことで，OSASにより引き起こされる合併症の進行・発症を予防し，患者の生命予後に寄与できることが明らかになってきました[1]

（図A）．しかしながら，逆に重症OSASの患者に対し，効果が不十分なOA治療を漫然と続けることは，患者の生命予後を不良にすることにもなります．

　OA作製後の再評価が必要であることはもちろんのこと，ときにはCPAP治療など他の治療法のため医科へ紹介することも必要です．

　OSAS診療に関わるわれわれ歯科医師は，その自覚をもち，治療に携わる必要があります．

文献

1) Anandam A, et al. Cardiovascular mortality in obstructive sleep apnoea treated with continuous positive airway pressure or oral appliance : an observational study. *Respirology*. 2013 ; **18** (8) : 1184-1190.

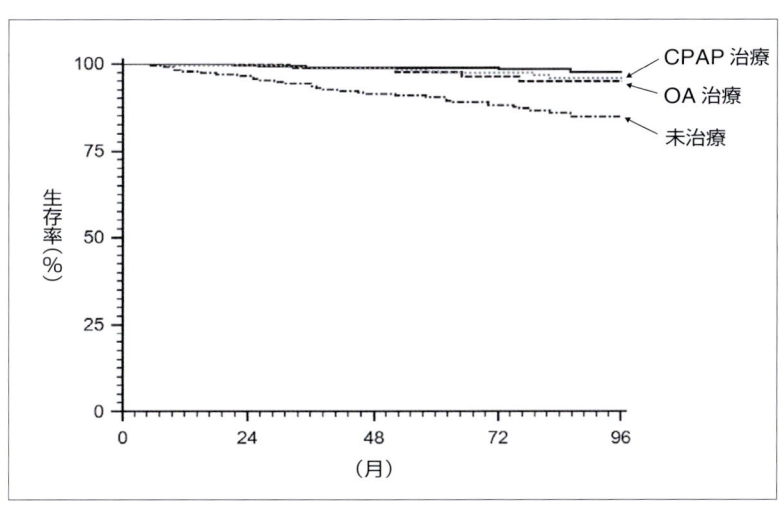

図A　重症OSAS患者の生命予後（Anandam, 2013[1] をもとに作成）
　未治療の患者では8年度の生存率が86.3％であったのに対し，CPAP治療では96.6％，OA治療では95.8％であり，治療による生命予後の改善が認められた

コラム② OSA以外の睡眠障害 —88種類もある睡眠障害—

　大学で睡眠歯科外来の診療を行っていると，眠気を主訴にさまざまな患者が来られます．もちろん，OSAの患者が多いのですが，なかには他の睡眠障害の方もおられます．

　睡眠障害国際分類（ICSD-3, 2014）によると，睡眠障害は何と88種類も存在します．そのなかの睡眠関連呼吸障害群にOSAは分類されます．OSAは，88種類ある睡眠障害の一つです．これは言い換えると，眠気など睡眠障害を疑う主訴で来院される患者では，88種類の鑑別すべき疾患があるということです．もちろん，患者数でいうとOSAが圧倒的に多いのですが，眠気を主訴に歯科医院を受診される患者のなかには，OSAではなく別の睡眠障害の方もおられるかもしれません．

　本書のコラム③〜⑥では，代表的な睡眠障害である，ナルコレプシー（P21），むずむず足症候群（P22），レム睡眠行動障害（P32），概日リズム性睡眠障害（P33）について解説します．いずれの睡眠障害も歯科で対応できる疾患ではありませんが，医療者として"気づき""疑い"適切な医療機関へ"紹介"し，今まで病気と気づいていなかった患者を医療のステージへあげることは大切なことです．日本睡眠学会のホームページにスクリーニング表（図A）が掲載されていますので，参考にしてください．

　2014年に公表された睡眠障害国際分類（ICSD-3, 2014）では，これまで用いてきた閉塞性睡眠時無呼吸症候群（OSAS）が閉塞性睡眠時無呼吸（OSA）に変更となりました．

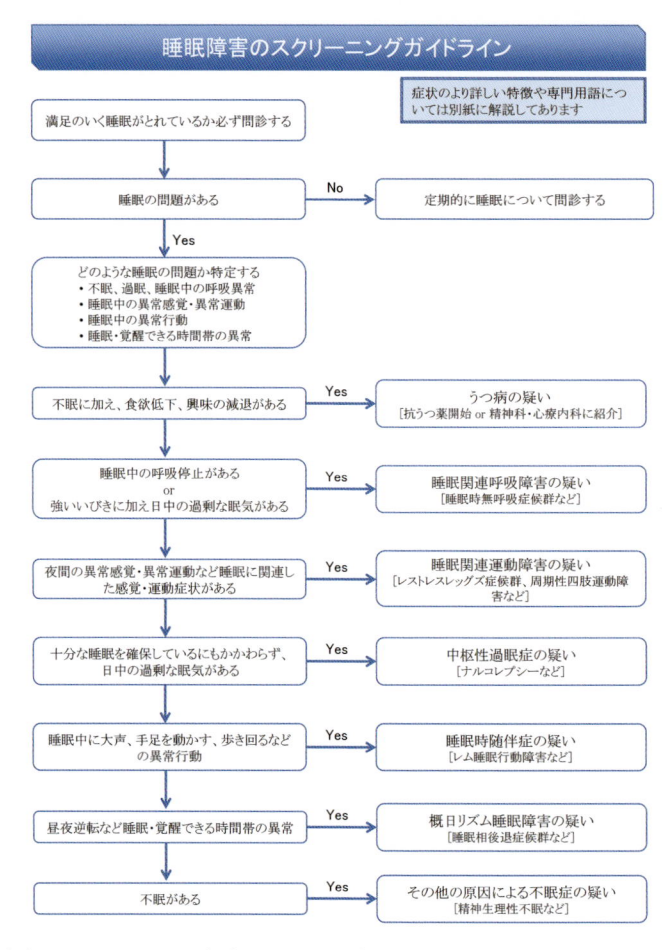

図A 睡眠障害のスクリーニングガイドライン（http://www.jssr.jp/data/pdf/kit-2.pdf）

第2章 OSASの検査・診断

1 OSASの診断基準

　OSASの診断は，後述する終夜睡眠ポリグラフ（Polysomnography：PSG）検査により行います．このPSG検査によって算出される，1時間あたりの無呼吸と低呼吸の合計回数である無呼吸低呼吸指数（Apnea Hypopnea Index：AHI）と，患者の自覚症状（昼間の眠気，熟睡感の欠如，倦怠感，夜間の無呼吸，夜間の覚醒，いびき・無呼吸の他人からの指摘）から診断します．

　患者の自覚症状がある前提では，OSASの診断基準・重症度分類の基準は表の通りです（**表1**）．

　詳しいOSAの診断基準[1]（2014，ICSD-3）を**表2**に示します．重要なことは，PSG検査で得られるAHIが15回以上だと，患者の自覚症状の有無によらず（患者が困ってなく

表1 AHIによるOSASの重症度分類

AHI（1時間あたりの無呼吸・低呼吸の合計回数）			
0〜5	5〜15	15〜30	30〜
健常	軽症	中等症	重症

表2 OSAの診断基準

（AかつB）またはCの場合，基準を満たす

A. 以下に示す状態が1つ以上存在する
　1. 患者が，眠気や爽快感のない睡眠，疲労感，または不眠症状を訴える
　2. 患者が呼吸停止，喘ぎ，または呼吸困難感で覚醒する
　3. ベッドパートナーや他の人が，患者の睡眠中に習慣性のいびき，呼吸中断，またはその両方を確認する
　4. 患者が高血圧，気分障害，認知機能障害，冠動脈疾患，脳血管障害，うっ血性心不全，心房細動，もしくは2型糖尿病と診断されている

B. ポリソムノグラフィー（PSG）もしくは検査室外で行われる睡眠検査（OCST；本書でいう簡易検査）により以下の所見を示す
　　PSGにおいては睡眠1時間あたり，OCSTにおいては検査時間1時間あたりで，5回以上の主に閉塞性の呼吸イベント（無呼吸，低呼吸，もしくは呼吸努力関連覚醒反応〈RERA〉）を認める

C. PSGもしくはOCSTにより以下の所見を示す
　　PSGにおいては睡眠1時間あたり，OCSTにおいては検査時間1時間あたりで，15回以上の主に閉塞性の呼吸イベント（無呼吸，低呼吸，もしくはRERA）を認める

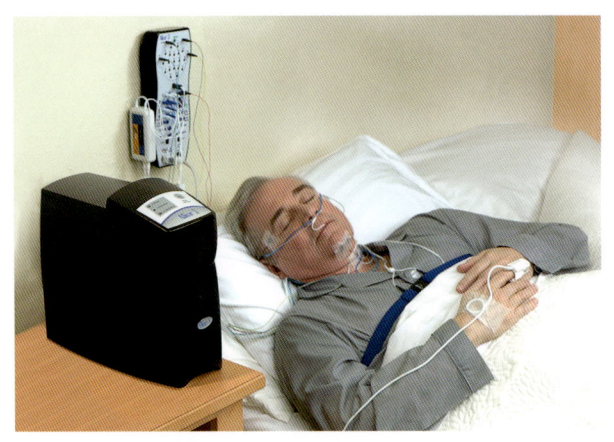

図1 終夜睡眠ポリグラフ（Polysomnography：PSG）検査（写真提供：フィリップス・レスピロニクス）

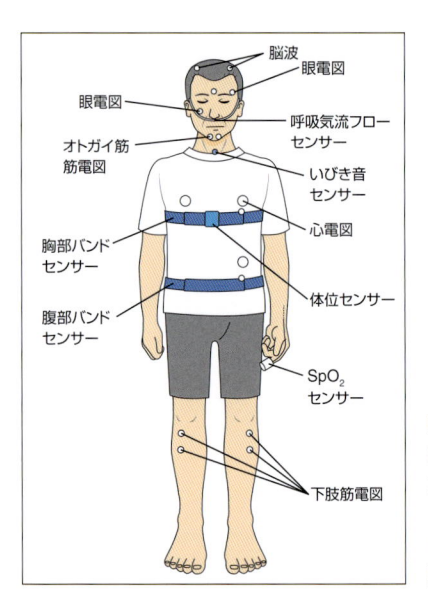

図2 PSG検査時に装着する各種センサー（フィリップス・レスピロニクスの図版をもとに作成）

表3 睡眠検査の種類

睡眠検査	特徴
① PSG検査	入院下で行う検査．最も精密な検査
② 簡易検査	自宅でも検査が可能
③ パルスオキシメーター検査	自宅でも検査が可能．最も簡便な検査

ても）治療対象とし，OSASと診断します．これは，AHI 15以上では，高血圧症，心血管障害，脳血管障害，心不全の発症リスクが高くなるからです．OSAS治療は，上記合併症の予防治療として考えられているため，このような診断基準になっています．

2 PSG検査

OSASの確定診断は，終夜睡眠ポリグラフ（Polysomnography：PSG）検査にて行います（**図1**）．このPSG検査は，医科にて1泊の検査入院することが必要であり，このことが患者の睡眠検査を受けることに対するハードルを高くしているようです．しかしながら，無呼吸は睡眠中に生じるため，その病態を評価するためには，どうしても「夜間」の「睡眠」を検査する必要があります．睡眠の検査には，このPSG検査を含めてさまざまな検査がありますが，大きく分けると**表3**の3種類になります．

ここでは，まずPSG検査について解説したいと思います．PSG検査とは，夜間どのように眠れているか全体的にみるために，脳波，眼球運動，筋電図，呼吸運動，心電図，酸素飽和度，下肢運動などを終夜記録する検査です．要するに，寝ている間の睡眠状態，呼吸状態をみる検査です．**図2**に示す通り，さまざまなセンサーを装着します．

1）睡眠状態の評価

睡眠には，覚醒，ノンレム（non-Rapid Eye Movement：NREM）睡眠，レム（Rapid Eye Movement：REM）睡眠があります．ノンレム睡眠は，脳の睡眠と言われており，

表4 各睡眠ステージの特徴

覚醒		覚醒している，いわゆる起きている状態
ノンレム睡眠	ステージ1	ウトウトした，まどろみの状態．呼びかければすぐに目覚める．自覚的には眠っているとは感じていない
	ステージ2	軽い寝息をたてる程度の状態．自覚的には眠っていると感じている
	ステージ3	ステージ3,4にほぼ違いはなく，深く寝入っている状態
	ステージ4	呼びかけなどの外界の刺激にも反応しにくい．いわゆる熟睡している状態
レム睡眠		眠りとしては浅く，脳は覚醒時と同程度活動しており，夢をみる．筋肉は弛緩した状態であり，気道は閉塞しやすい．レム睡眠の途中で目覚めると，身体は動かず，いわゆる金縛り状態となる

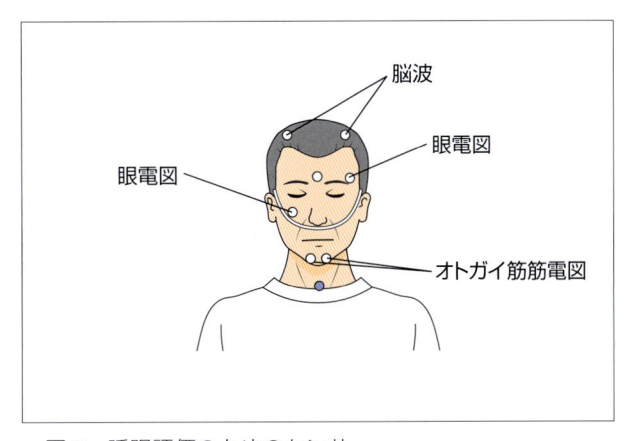

図3 睡眠評価のためのセンサー
（フィリップス・レスピロニクスの図版をもとに作成）

さらにステージ1〜4に分類され，段階が上がるにつれて脳の睡眠は深くなります．ステージ1,2を浅睡眠，ステージ3,4を深睡眠といいます．

レム睡眠は，身体の睡眠と言われており，脳は覚醒時に近いくらい活発に活動しています．夢をみているのはこのレム睡眠のときです．筋肉が弛緩し，気道がつぶれやすい状態になるため，レム睡眠のときには無呼吸が生じやすい状態になります（**表4**）．

睡眠の状態をみるために必要なセンサーについて解説します（**図3**）．

（1）脳波

睡眠の各ステージでは脳波上に特徴的な波形が表れます．上記の睡眠ステージは脳波から判定します．

（2）眼電図

入眠時にはゆっくりとした眼球運動（Slow Eye Movements：SEMs）が，レム睡眠では名前の通り急速な眼球運動（Rapid Eye Movement）が認められます．このように睡眠ステージを判定するためには，眼電図で眼球の動きをみる必要があります．

（3）オトガイ筋筋電図

レム睡眠は，最も筋肉が弛緩する睡眠ステージです．オトガイ筋の筋活動から，レム睡眠を判定します．

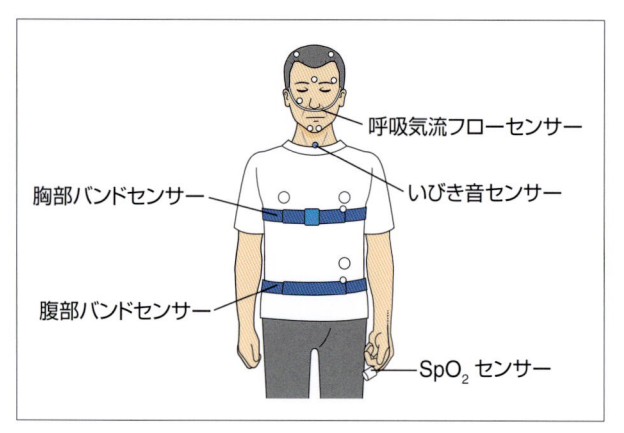

図4 呼吸評価のためのセンサー
（フィリップス・レスピロニクスの図版をもとに作成）

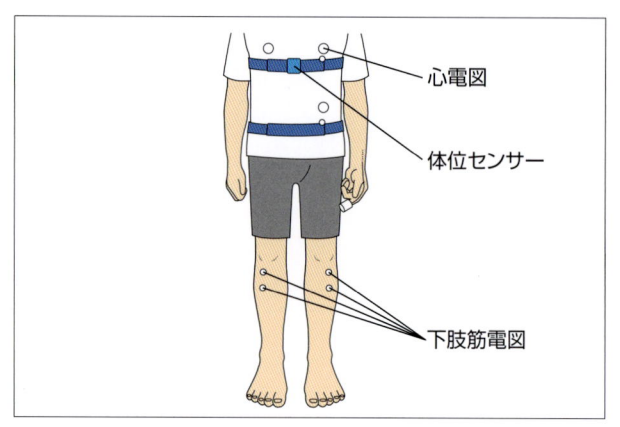

図5 その他のセンサー
（フィリップス・レスピロニクスの図版をもとに作成）

2）呼吸状態の評価

呼吸の状態をみるために必要なセンサーについて解説します（**図4**）．

（1）呼吸気流フローセンサー

無呼吸・低呼吸が起こると，鼻や口からの呼吸が止まる，もしくは減弱します．フローセンサーで気流の変化を検出し，無呼吸や低呼吸を判定します．

（2）経皮的動脈血酸素飽和度（SpO₂）センサー

無呼吸・低呼吸が起こると，体内に取り込まれる酸素量が低下します．その程度を評価するためにSpO_2センサーにて，経皮的動脈血酸素飽和度を測定します．

（3）いびき音センサー

無呼吸の前後や，低呼吸の際には，いびきが生じます．いびき音センサーにて，この『いびき』を検出します．

（4）胸・腹部バンドセンサー

呼吸運動の指標として，胸部・腹部にバンドセンサーを装着します．中枢性無呼吸のときには呼吸運動自体がないため，胸部・腹部の運動も消失します．閉塞性無呼吸のときには，胸と腹が交互に運動（逆位相）します．無呼吸が認められた際に，中枢性か閉塞性かを判定するために必要なセンサーです．

3）その他

PSG検査では，睡眠・呼吸評価のためのセンサー以外にも，さまざまなセンサーを装着します（**図5**）．

（1）心電図

無呼吸に伴い不整脈が出現する場合もあるため，心電図モニターを装着します．

（2）体位センサー

睡眠中の体位（仰臥位，側臥位，腹臥位など）をみます．一般的には，閉塞性無呼吸は仰臥位のほうが生じやすいため，体位別に評価する必要があります．

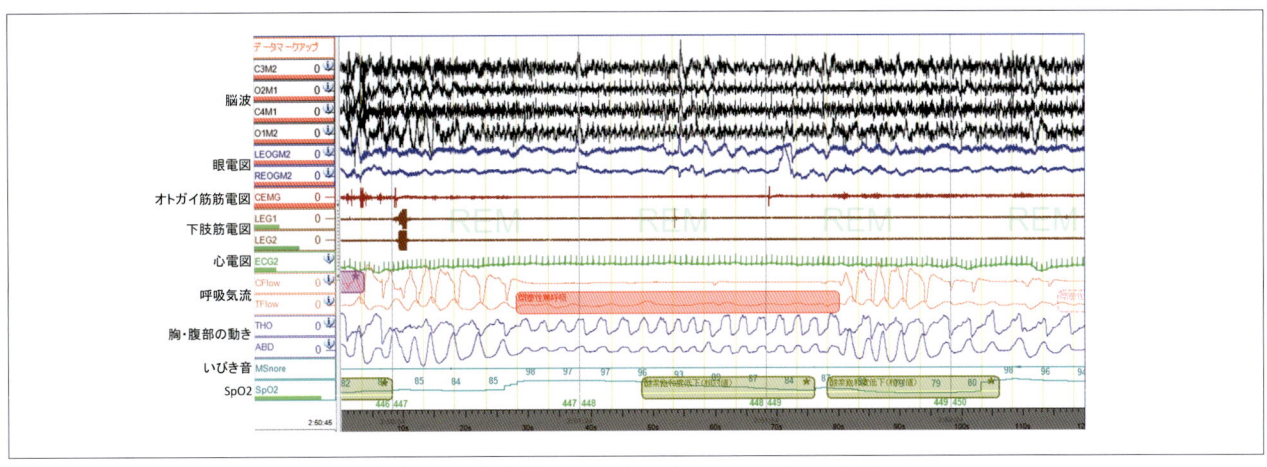

図6　PSG検査によって得られる原波形（図版提供：フィリップス・レスピロニクス）

（3）下肢筋電図

足のピクつきを評価するために装着します．睡眠障害の一つに，足がピクついて眠りが妨害される病気（むずむず足症候群など）があり（P22，コラム④足がムズムズして眠れない参照），OSASとの鑑別の際に必要となります．

これらのセンサーを装着し，実際にPSG検査を行うと**図6**のような波形が得られます．われわれ歯科医師がこの波形を解読することは必ずしも必要ではありません（もちろん，読めるに越したことはないですが）．一般的には，PSG検査を施行した病院の，睡眠専門の医師や検査技師が，この原波形を解析し，サマリーとしてまとめます．われわれ歯科医師にとっては，「サマリーが読める！　解読できる！」ことが，睡眠歯科臨床の上で重要です．詳しくは第2編 臨床実践編で解説します．

3　簡易検査，パルスオキシメーター検査

次に，簡易検査，パルスオキシメーター検査について解説します．PSG検査との最大の違いは，自宅でも検査可能であることです．しかしながら欠点として，検査の精度が低いことがあげられます．臨床では，簡易検査はPSG検査の実施が難しい場合（入院がどうしてもできない場合，治療の開始を急ぐ場合など）に，パルスオキシメーター検査は，OSASが疑われる際のスクリーニング検査として使用されています．

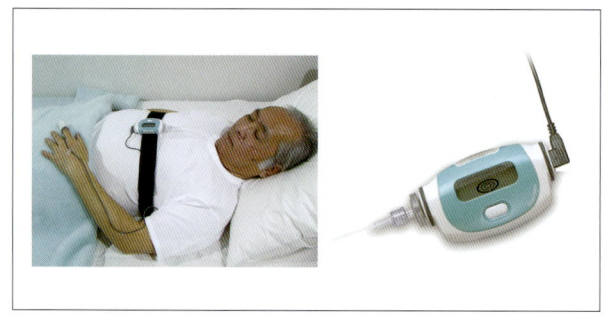

図7 簡易検査（腹部センサー付き）
（写真提供：パシフィックメディコ）

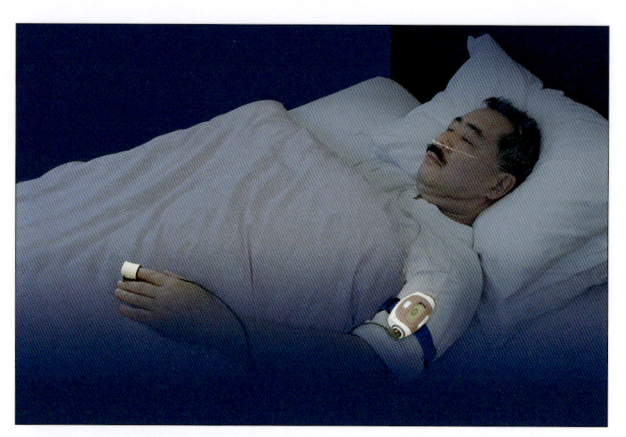

図8 簡易検査
（写真提供：パシフィックメディコ）

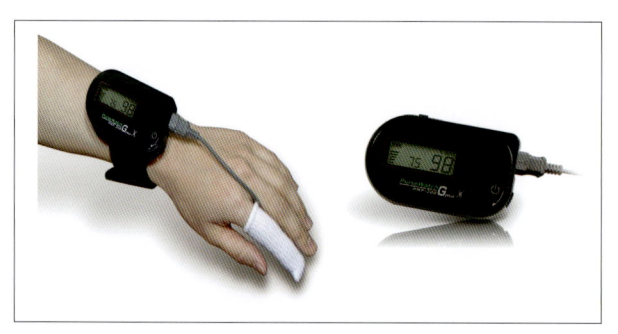

図9 パルスオキシメーター検査
（写真提供：パシフィックメディコ）

1）簡易検査

　呼吸気流フローセンサー，経皮的動脈血酸素飽和度（SpO_2）センサーを装着し，腹部呼吸運動センサーを装着しているタイプ（図7）と装着していないタイプ（図8）があります．図の通りセンサーの装着が簡単ですので，患者自身による装着が可能であり，自宅で検査を行うことができます．

　しかしながら，PSG検査とは異なり，脳波や筋電図センサーがないため，睡眠の状態が評価できません．睡眠の質を評価できない，他の睡眠障害が鑑別できない，といった限界があります．

2）パルスオキシメーター検査

　経皮的動脈血酸素飽和度（SpO_2）センサーを指に装着するだけであり，簡易検査より，さらに簡便な検査です（図9）．しかしながら，経皮的動脈血酸素飽和度と脈拍のみで評価するため，さらに精度が落ちます．

　OSAS診療では，PSG検査，簡易検査，パルスオキシメーター検査，これらの検査を状況に応じて施行し，OSASを評価します．

● 文献

1) American Academy of Sleep Medicine. International classification of sleep disorders, 3rd edition. American Academy of Sleep Medicine, 2014.

コラム③ 突然寝てしまう病気 ―ナルコレプシー―

　中枢性過眠症のなかに，ナルコレプシーという病気があります．この病気の特徴は，何と言っても，突然襲いかかってくる耐えられない眠気です．その眠気は，強力で，何をしていても（たとえ自転車に乗っている最中であっても）眠ってしまいます．通常，居眠りは30分以内で，その後はすっきりしますが，しばらくするとまた眠くなります．原因は不明ですが，脳内の覚醒を維持する機構・物質に問題があるために生じると言われています．

　もう一つの特徴が，情動性脱力発作（カタプレキシー）といって，腰を抜かしてしまう症状があります．嬉しい！　楽しい！　などプラスの感情が高まるときにカタプレキシーが生じることが多く，本人の意識はしっかりしており，すぐに元に戻ります．体に全く力が入らず，本当に腰を抜かしたように倒れるため，周りの人はビックリします．命には別状ないのですが，倒れたときにケガをしやすいので注意が必要です．

　他にも，悪夢をよくみる，金縛りなど，OSASとは異なる特徴的な症状があります．OSASと合併しているケースもあります．疑われた場合には，睡眠を専門とする精神科へ紹介しましょう．

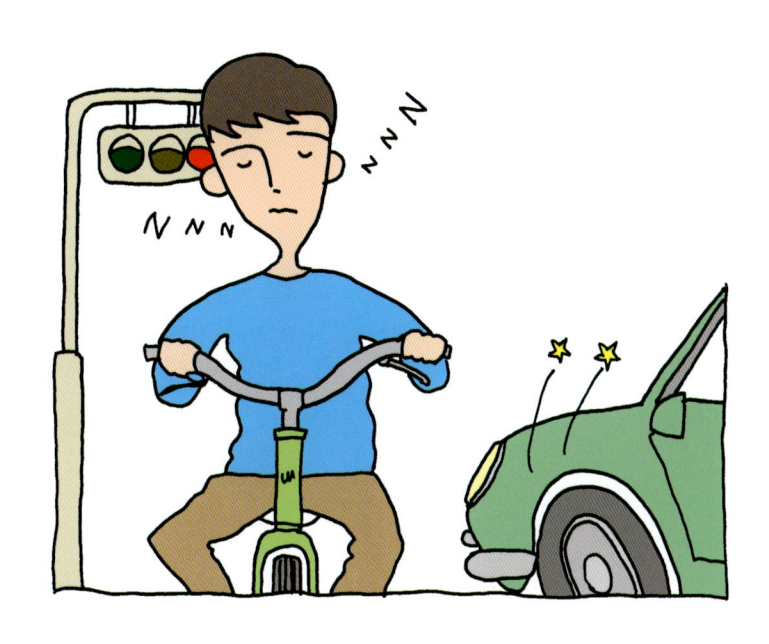

コラム④ 足がムズムズして眠れない ―むずむず足症候群―

　病気の名前は変わっていますが，患者の抱える症状は深刻です．文字通り，眠ろうとするときに，足がムズムズして，眠れない病気です．体の動きをスムーズにする働きがあるドーパミンが欠如することで生じると言われており，ドーパミンが欠如する病気であるパーキンソン病の患者や，貧血によってもドーパミンが欠如するため，透析中の方や，妊娠中の方に多いと言われています．

　夕方から就寝にかけて，足がムズムズしてくるようで，虫がはっているようである，ピクピクする，痛い，痒い，何とも言えない嫌な感じ，などと表現されます．あまりにムズムズするので，寝ているときに，足をバタバタさせ，隣の人を蹴ってしまい，家族がおかしいと感じて病院に来られて初めてわかる場合もあります．

　次のような特徴があります．
・足を動かしたいという強い欲求が生じる
・寝ている状態や座っている状態で生じる，もしくはひどくなる
・体を動かすことで改善する
・日中より夕方から夜間にかけて強くなる

　治療は，貧血が原因の場合には，その治療を行います．ドーパミンを補う薬剤（ビシフロール）を投与することもあります．

　以前から存在していた病気ですが，昔は"病気"とは考えずに"気のせいだろう"と放置される場合もありました．患者数は意外と多く，日本で潜在患者200万人と言われています．

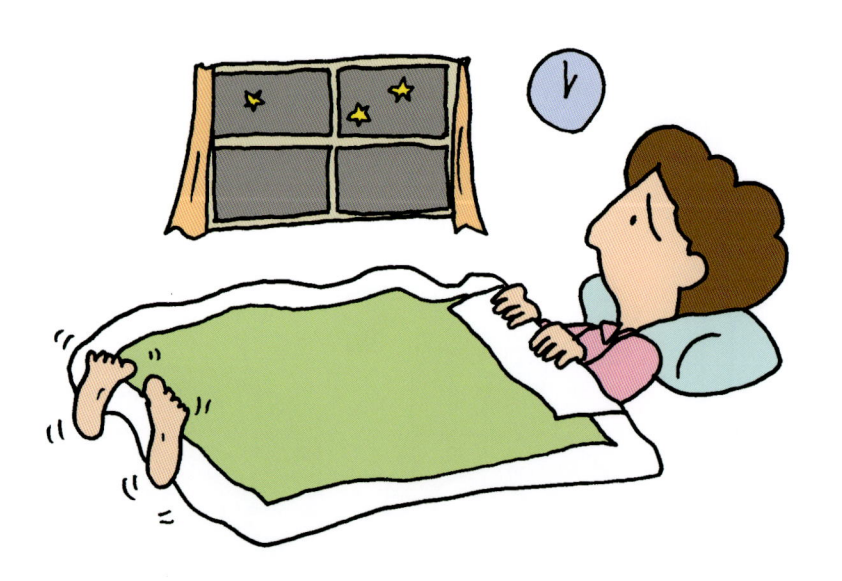

むずむず足症候群（RLS：Restless Legs Syndrome）

第3章　OSASの治療法

　OSASの治療は，根本治療と対症療法に分けられます（**表1**）．
　根本治療は原因を取り除くことを目的とした治療法です．肥満が原因の場合は体重減量（ダイエット），鼻腔が狭い・扁桃が大きい・軟口蓋が長いなどが原因の場合は耳鼻咽喉科的手術，顎が小さい・舌が大きいなど場合は口腔外科的手術と，原因に対してそれぞれの治療法があります．
　対症療法には，医科で行う経鼻的持続陽圧呼吸療法（Continuous Positive Airway Pressure：CPAP）治療，歯科で行う口腔内装置（Oral Appliance：OA）治療，側臥位での睡眠をサポートする睡眠体位の指導などがあります．対症療法ですので，原因除去がなされないかぎり，治療を継続することになります．
　CPAP治療は，OSASの治療法で最も多くの患者に適応されている治療法です．重症例でも有効であり，治療効果の点からは非常に優れた治療法です．しかし，装着の違和感・煩わしさがあり，治療コンプライアンスが不良であるという欠点もあります．
　OA治療は，軽症〜中等症のOSAS症例，CPAPが使用できなかった症例に適応とされており，治療効果はCPAP治療よりも劣ります．重症例でも奏効する場合がありますが，効果が得やすい症例と効果が得にくい症例があり，治療効果の幅はさまざまです．その反面，治療のコンプライアンスは良好であることが特徴です．このように，CPAP治療とOA治療は，お互いの利点と欠点を補いあっています．
　睡眠体位の指導では，仰臥位より側臥位の方がOSASを改善できる症例が多いことから，寝具などの工夫により睡眠中の体位を横向けにするよう指導します．ただし，睡眠中は体動で，どうしても仰臥位になり，横向けばかりでは逆に眠れなくなる人もいます．また，OSAS患者のなかには，側臥位であっても無呼吸が出現する人もいるため，積極的な治療法とはいえません．

> コンプライアンスとは，医師の指示に従い適切な方法で治療を受けることです．睡眠医療の分野では，非常によく使用される言葉です．

表1　OSASに対する治療法

根本治療	対症療法
・体重減量 ・手術 　耳鼻咽喉科的手術 　口腔外科的手術	・CPAP（医科） ・OA（歯科） ・睡眠体位の指導

1 CPAP 治療

1) CPAP とは

　CPAP 治療とは，閉塞した気道にマスクを介して気流を送り陽圧をかけることにより，舌や軟口蓋を押し広げ気道の開存を維持する治療法です（**図 1**）．

　重症例であっても治療効果が確実であり，OSAS 症状の改善だけでなく，高血圧症，心不全，虚血性心疾患，脳血管障害などさまざまな合併症のリスクを軽減する効果が認められています[1]．医科では，OSAS 治療法の第一選択として用いられています．また，OSAS だけでなく，中枢性睡眠時無呼吸症候群（Central Sleep Apnea Syndrome：CSAS）に対しても有効であることが報告されています．しかしながら，装着の違和感，煩わしさ，鼻の乾燥，空気が漏れる，携帯性の悪さなど，さまざまな要因により，治療コンプライアンスが不良であることが欠点です．

2) CPAP 圧の設定

　CPAP により，気道にかける陽圧のことを CPAP 圧といいます．無呼吸の改善には高い CPAP 圧が有効ですが，圧が高すぎると，呼吸がしづらくなる，不快感で目が覚める，などの副作用が生じ，逆に睡眠を妨げる原因にもなります．そのため，気道を広げ，かつ違和感の少ない，必要最低限の圧設定（Titration）を個々の患者に行います．

　通常は，CPAP を装着した状態で PSG 検査を行いながら，適切な CPAP 圧を決定します．

3) CPAP の種類

（1）圧固定型 CPAP

　あらかじめ圧設定によって得られた圧力が CPAP 圧として固定され，一晩中ずっと同

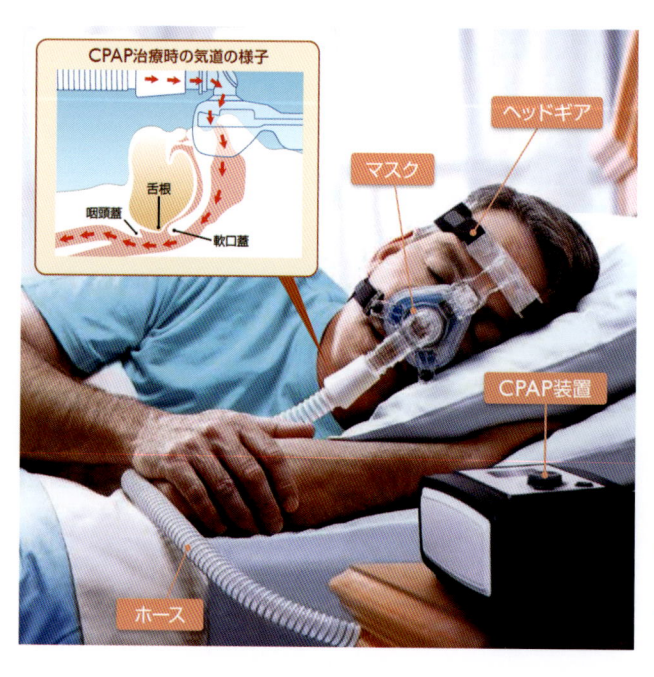

図 1 CPAP 療法
　閉塞した気道に陽圧をかけて強制的に気道確保する（写真提供：フィリップス・レスピロニクス）

じ圧力が供給される CPAP 装置です．確実に閉塞を予防できますが，必ず PSG 検査下で圧設定を行う必要がある，設定の圧力が少し高くなる，圧設定に技術が必要（経験のある検査技師が行う），といった欠点があります．

（2） Auto-CPAP

下限圧と上限圧の設定を行い，使用中の呼吸状態に合わせて，供給する圧力を変化させる CPAP 装置です．必ずしも PSG 検査下で圧設定を行う必要はなく，自宅にて CPAP 装置を使用しながら，その使用状況をみて，圧設定を調整することができます．入院施設をもたないクリニックでも導入することができ，最近では，この Auto-CPAP が増えています．

（3） BiPAP

二相性気道陽圧（Bi-level Positive Airway Pressure：BiPAP）療法とは，吸気，呼気の周期に同期して，圧を自動調整する装置です．CPAP では吸気圧＝呼気圧ですが，BiPAP では吸気圧＞呼気圧となっており，CPAP に比べて楽に呼吸することができます．特に CSAS に対しては CPAP よりも有効といわれていますが，保険適用ではないため高額となってしまいます．

（4） ASV

適応換気補助装置（Adaptive Servo Ventilation：ASV）は，一定の持続陽圧に加えて，呼吸変動に合わせて一定の喚気を維持するように圧サポートを加える装置です．イメージ的には CPAP と BiPAP の弱点を補った，より自然な呼吸を促すための装置です．心不全に伴う CSAS に対して，非常に高い効果が認められています．

4）マスクの種類

鼻マスクにはさまざまな種類があります（**図2**）．コンプライアンスを大きく左右するため，個々の患者に合わせて選択します．

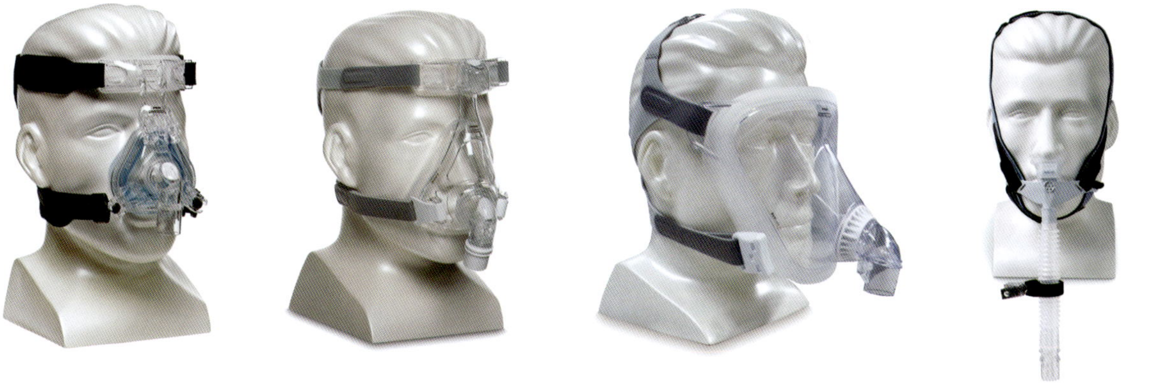

| Nasal マスク | Full Face マスク | Total Face マスク | Nasal Pillow マスク |

図2 CPAP マスクの種類
（写真提供：フィリップス・レスピロニクス）

2　OA 治療

　口腔内装置（Oral Appliance：OA）治療とは，口腔内に装着する装置により，OSASの原因となる上気道を広げる治療法です．CPAP 治療と比べると治療効果や確実性は劣りますが，コンプライアンスは良好です．軽症〜中等症の OSAS 症例，CPAP が使用できない症例に適応とされていますが[2]，適応症を選べば重症例であっても十分に効果が得られる治療法です．治療効果の出やすい症例と出にくい症例がありますので，前もって適応症を診断して治療効果を予測し，患者に説明しておくことが大切です．

　OA は，数多くの種類がありますが，大きくは，下顎前方移動型（Mandibular Advancement Device：MAD）と舌前方保持型（Tongue Retaining Device：TRD）に分けられます（**図3**）．TRD に関しては，OSAS に対する有効性・有用性を示すデータが乏しいことと，技工操作が難しいことから，本書ではこれ以上は解説しません．MAD にも，1 ピースタイプ（上下一体型）と 2 ピースタイプ（上下分離型）があり，2 ピースタイプのなかには下顎の前方移動量を調整できるものもあります．

　日本では，OA 治療が 2004 年より診療報酬に収載され，保険点数が決まっています．そのため保険の範囲で治療を行うには，高い技工料が必要な装置の適応は現実的ではありません．本書は，OA 治療は保険の範囲で行う治療法であると捉えています．特別な場合を除き，本書で述べる OA は，筆者らが第一選択として用いている 1 ピースタイプ（上

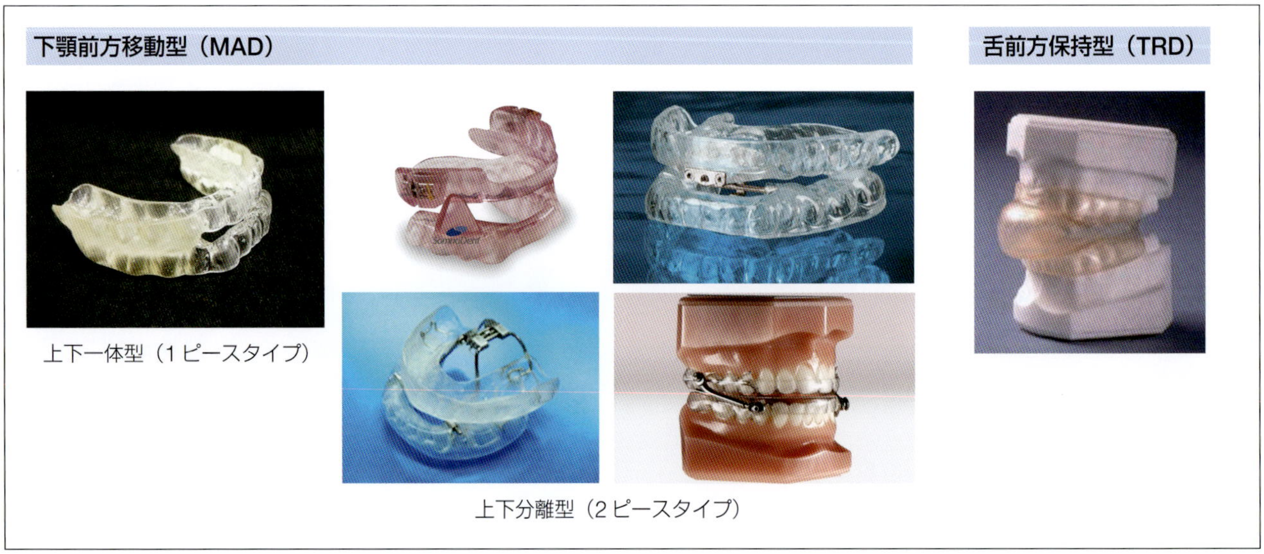

図3　OA の種類

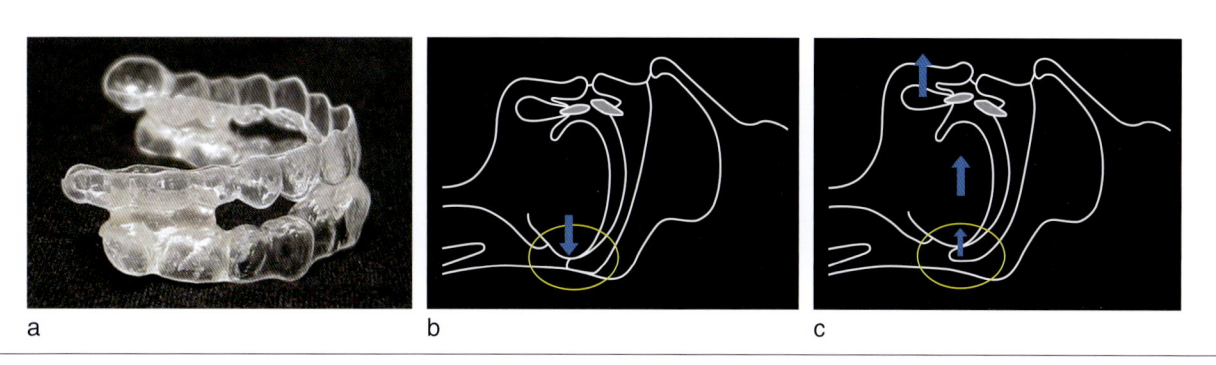

図4 1ピースタイプの下顎前方移動型のOA
a：Oral Appliance
b：舌や軟口蓋が重力で落ち込み，気道が閉塞した状態
c：下顎を前方移動することにより舌・軟口蓋が前方へ移動し，気道が確保される

表2 OAに必要な3つの条件

1. 下顎を前方に保持する
2. 開口を防止する
3. 効果と副作用をみて下顎の位置を調整する

下一体型）のMADの装置とします（**図4**）．

OA治療で大切な要素は，以下の3つです（**表2**）．

① 下顎を前方に保持する
② 開口を防止する
③ 効果と副作用をみて下顎の位置を調整する

OA治療のメカニズムは，下顎を前方移動することにより，オトガイ舌筋などを介して舌が前方に牽引され，さらに口蓋舌筋などを介して軟口蓋も前方に牽引され，上咽頭から下咽頭までの気道が開大するというメカニズムです（**図4**）．OAの作製には，このメカニズムを達成するために，表2の3つの条件を最低限満たす必要があります．もし期待した治療効果が得られない場合には，これらのいずれかが抜け落ちていないか確認します．抜け落ちていないにもかかわらず治療効果が得られない場合は，そもそもメカニズムが作用しない，OAの効きにくいタイプであった可能性があります．

3 外科的治療法

外科的治療は，耳鼻咽喉科による手術と，口腔外科による手術に分けられます．OSASの原因の項（P10参照）にて，Meat & Container Balance Modelを説明しましたが，耳鼻咽喉科の手術はMeat（肉のかたまり；鼻粘膜，軟口蓋，扁桃組織といった軟組織）にアプローチし，口腔外科の手術はContainer（容器；上顎骨，下顎骨，舌骨といった骨格）にアプローチし，上気道を拡げる根本治療です．

1）耳鼻咽喉科で行う外科的治療法

　上気道の狭くなっている部位によって治療法が異なります（**図5, 表3**）．鼻中隔湾曲症，肥厚性鼻炎，鼻茸，アデノイド肥大などにより鼻腔が狭くなり鼻呼吸が障害されている場合は，鼻中隔矯正術，下鼻甲介切除術，副鼻腔根治術，アデノイド切除術などを行います．軟口蓋の過長に対しては，口蓋垂軟口蓋咽頭形成術（Uvulo Palato Pharyngo Plasty：UPPP）を行います．しなしながら，UPPPに関しては，治療成績にバラつきがあること，食物の鼻腔漏出，開鼻声などの合併症が生じる場合もあり，近年，適応症について議論されています．

　口蓋扁桃肥大は，成人OSAS症例でも認められますが，小児OSASの主な原因の一つです．治療法として，口蓋扁桃摘出術があり，特に左右の口蓋扁桃が接するほど肥大している症例では，良好な治療成績をおさめています．

2）口腔外科で行う外科的治療法

（1）顎骨前方移動術（Maxillomandibular Advancement：MMA）

　上下顎骨を切り離し，顎骨を前方へ移動させ，上気道を拡大させる術式です（**図6**）．気道の狭窄が小顎など骨格的な問題に原因している場合などが適応症です．手術侵襲は，他の治療法と比較して大きいのですが，顎顔面形態の異常に起因するOSASでは根本的解決になるため，非常に有効な治療法です[3]．

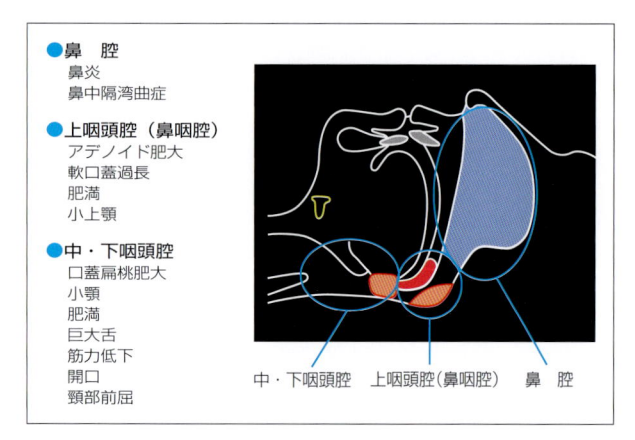

図5 OSASを引き起こす原因部位

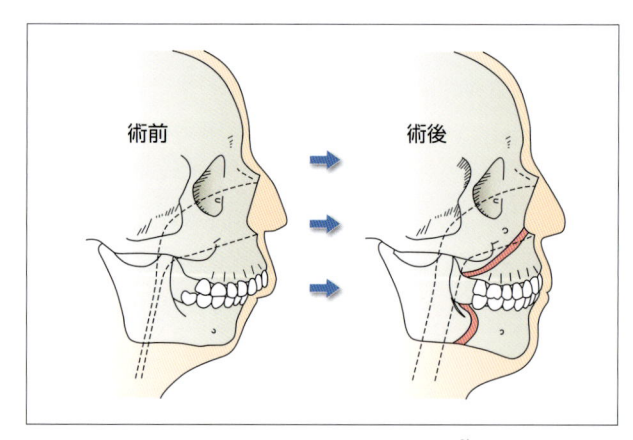

図6 顎骨前方移動術（外木ほか，2007[3]）

表3 OSASの原因となる狭窄部位とその手術法

狭窄部位	手術
鼻腔	鼻中隔矯正術，下鼻甲介切除術，副鼻腔根治術
軟口蓋	UPPP
アデノイド	アデノイド切除術
口蓋扁桃	口蓋扁桃摘出術

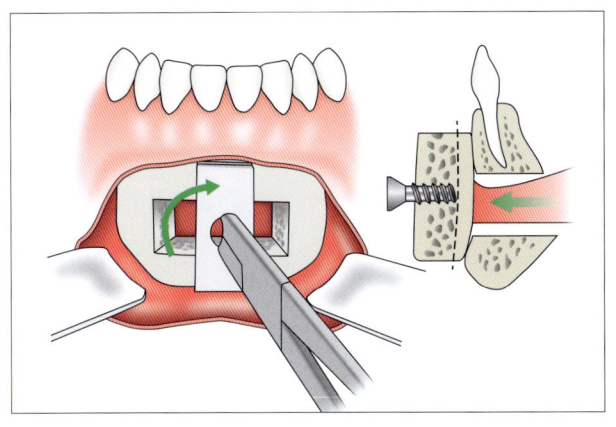

図7 オトガイ舌骨筋前方牽引術

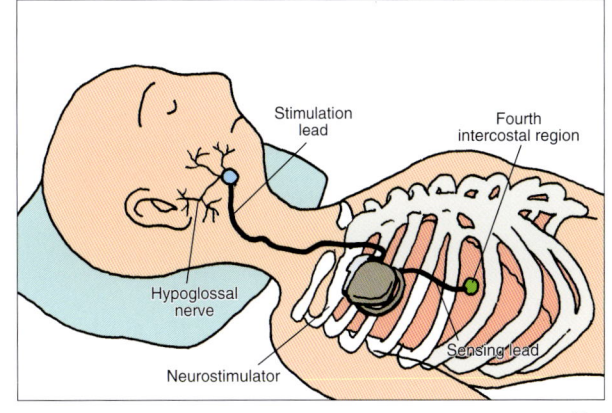

図8 上気道刺激装置植込み術（Strolloほか，2014[5]）をもとに作成）

（2）オトガイ舌骨筋前方牽引術
(Genio Hyoideus & Hyoglossus Advancement：GA)

下顎骨の正中に付着しているオトガイ舌骨筋，舌骨上筋群を骨片ごとくり抜いて，前方に移動して固定する手術です（**図7**）．オトガイ舌骨筋を牽引することにより，舌骨体自体が前上方へ引き上げられ，筋弛緩による上気道の閉塞を改善します[4]．

3）その他の外科的療法
（1）上気道刺激装置（Inspire® Upper Airway Stimulation）植込み術

2014年に新しく認可された治療法です．呼吸パターンを感知して，気道を構成する筋肉の神経（舌下神経）を刺激することで睡眠中に気道が塞がるのを防ぐ装置です（**図8**）．CPAPがどうしても使えない中程度～重度のOSAS患者に適応とされています[5]．

4　その他の治療法

その他の治療として，肥満に対する減量，睡眠体位の指導，睡眠衛生指導があります．

1）減量

肥満がOSASの原因になっている場合，減量（ダイエット）は非常に重要な根本治療です．肥満は，高血圧症，糖尿病，脂質異常症などの原因にもなり，これら合併症はOSASによっても悪化するため，連鎖的に悪循環となる負のスパイラルを生みます．これらの合併症の悪化防止，予防のためにも減量は重要です．

しかし，なかなか減量をスムーズに行うことは困難です．実際には，CPAP治療やOA

治療などの対症療法を行いながら，対症療法のみに頼らずに，必ず原因である肥満に対して，根気よく，徐々に減量をすすめることが大切です．

2）睡眠体位の指導

　睡眠体位に関しては，側臥位，頸部伸展位（顎があがった状態）が呼吸路確保に有効です．そのため，側臥位を心がける，サポートする寝具（抱き枕，背中クッションなど）をすすめます（**図9**）．枕に関しては，高い枕を後頭部に当てると頸部が前屈になるため，呼吸路が狭くなりOSASは悪化します．頸部が伸展するような，枕の形態，使用方法を指導することが重要です．ただし，これらの工夫だけでは，OSASを十分にコントロールすることは難しいため，補助的な治療といえます．

3）睡眠衛生指導

　OSASにかぎらず，睡眠障害の患者に「睡眠」の衛生指導を行うことも重要です．**図10**は厚生労働省が出している，睡眠障害対処12の指針です．

　特にOSASに関係することは，寝酒の習慣です．飲酒は筋弛緩や鼻粘膜，上気道粘膜の浮腫（いわゆる，むくみ）によって上気道がより狭くなるため，OSASが悪化します．OSASに対する治療と合わせて，患者に正しい睡眠に関する知識を提供することも，睡眠医療にかかわる歯科医師としては大切なことです．

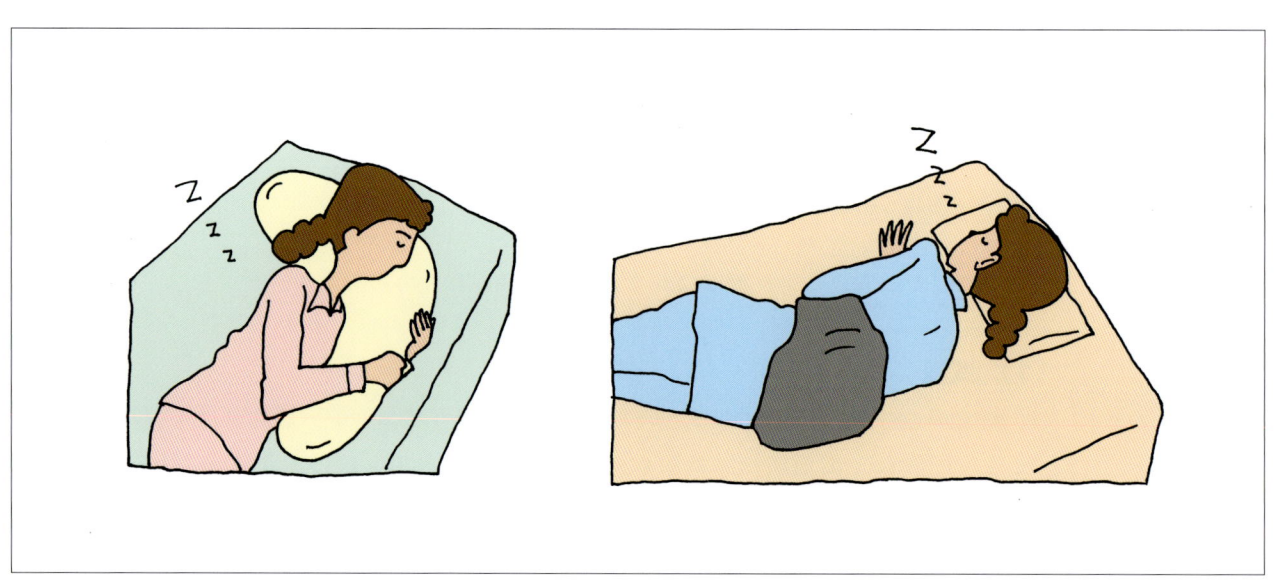

図9 側臥位をサポートする寝具

❶ 睡眠時間は人それぞれ，日中の眠気で困らなければ十分
・睡眠の長い人，短い人，季節でも変化，8時間にこだわらない
・歳をとると必要な睡眠時間は短くなる

❷ 刺激物を避け，眠る前には自分なりのリラックス法
・就床前4時間のカフェイン摂取，就床前1時間の喫煙は避ける
・軽い読書，音楽，ぬるめの入浴，香り，筋弛緩トレーニング

❸ 眠たくなってから床に就く，就床時刻にこだわりすぎない
・眠ろうとする意気込みが頭をさえさせ寝つきを悪くする

❹ 同じ時刻に毎日起床
・早寝早起きでなく，早起きが早寝に通じる
・日曜に遅くまで床で過ごすと，月曜の朝がつらくなる

❺ 光の利用でよい睡眠
・目が覚めたら日光を取り入れ，体内時計をスイッチオン
・夜は明るすぎない照明を

❻ 規則正しい3度の食事，規則的な運動習慣
・朝食は心と体の目覚めに重要，夜食はごく軽く
・運動習慣は熟睡を促進

❼ 昼寝をするなら，15時前の20～30分
・長い昼寝はかえってぼんやりのもと
・夕方以降の昼寝は夜の睡眠に悪影響

❽ 眠りが浅いときは，むしろ積極的に遅寝・早起きに
・寝床で長く過ごしすぎると熟睡感が減る

❾ 睡眠中の激しいイビキ・呼吸停止や足のぴくつき・むずむず感は要注意
・背景に睡眠の病気，専門治療が必要

❿ 十分眠っても日中の眠気が強い時は専門医に
・長時間眠っても日中の眠気で仕事・学業に支障がある場合は専門医に相談
・車の運転に注意

⓫ 睡眠薬代わりの寝酒は不眠のもと
・睡眠薬代わりの寝酒は，深い睡眠を減らし，夜中に目覚める原因となる

⓬ 睡眠薬は医師の指示で正しく使えば安全
・一定時刻に服用し就床
・アルコールとの併用をしない

図10 睡眠障害対処12の指針
（内山 真編．睡眠障害の対応と治療ガイドライン．じほう，2002）

●文献

1) He J, et al. Mortality and apnea index in obstructive sleep apnea. Experience in 385 male patients. *Chest*. 1988；**94**(1)：9-14.
2) Kushida CA, et al. Practice parameters for the treatment of snoring and Obstructive Sleep Apnea with oral appliances：an update for 2005. *Sleep*. 2006；**29**(2)：240-243.
3) 外木守雄ほか．顎矯正手術前後における睡眠呼吸障害の変化に関する検討－第1報 無呼吸低呼吸指数の変化について．日顎変形誌．2007；**17**：9-15.
4) 松尾 朗ほか．OSASにおける顎顔面外科手術の実際－周術期管理と予後－．睡眠医療．2009；**3**(3)：415-420.
5) Strollo PJ Jr, et al. Upper-airway stimulation for obstructive sleep apnea. *N Engl J Med*. 2014；**370**(2)：139-149.

コラム⑤　家族が大迷惑！　―レム睡眠行動障害―

　睡眠中に，大声を出したり，怒鳴ったり，起き上がったり，手足を動かしたり，なかには立ち上がって暴れたりする睡眠障害です．横で寝ている人がケガをすることもあり，家族の方が気づくことが多い病気です．

　名前の通り，レム睡眠のときに行動を起こしてしまいます．本来ならば，レム睡眠のときには体の筋肉はリラックス（弛緩）しているはずですが，レム睡眠行動障害の患者は，何らかの原因で，筋肉の弛緩が起こらずに夢の内容に合わせて体が動いてしまいます．なぜか"悪い夢"が多いようで，部下に怒っている夢をみると，実際に大声で怒鳴ってしまうことや，泥棒を捕まえようとしている夢をみると，横で寝ている人を殴ったり，蹴ったりしてしまいます．ベッドパートナーに危害を加えるケースが多いため，注意が必要です．目覚めると，すぐに行動は止まり，夢と現実の区別はしっかり識別できます．この点が，せん妄と異なる点です．レム睡眠が多く出現する明け方によく生じます．

　また，この病気は，後にパーキンソン病や多系統萎縮症，レビー小体型認知症などの神経変性疾患になる方が多い（約65％）と言われています．レム睡眠行動障害を認めた場合には，病気自体に対する治療も重要ですが，上記の神経変性疾患の前駆疾患として経過をみて，早期対応することが重要です．

　症状が特徴的ですので，上記のようなエピソードがあった場合には，この病気の存在を疑いましょう．

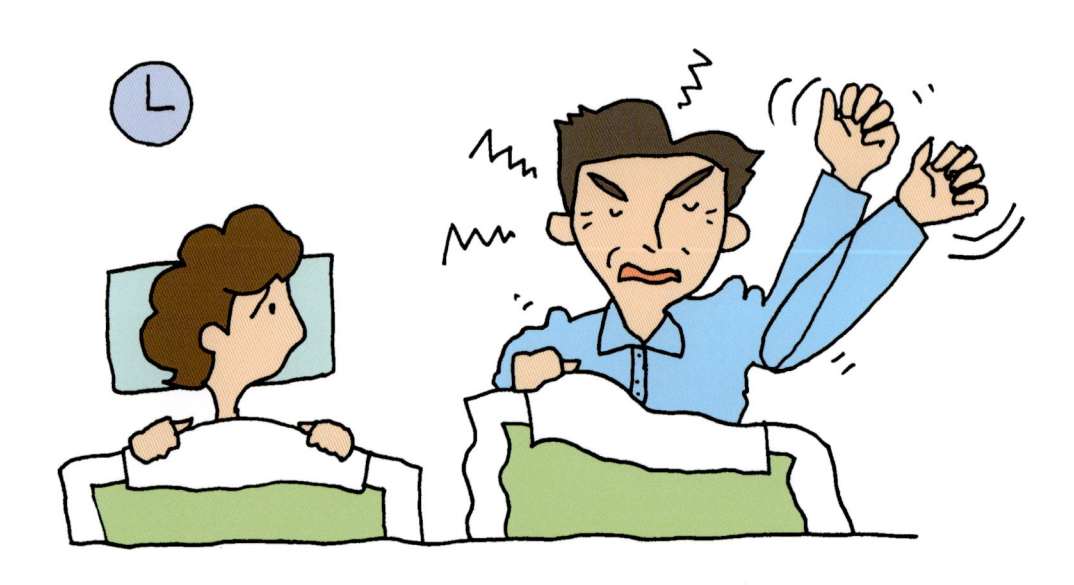

レム睡眠行動障害（RBD：REM sleep Behavior Disorder）

コラム⑥ 昼夜逆転!? —概日リズム性睡眠障害—

　起きたい時間に起きることができない，寝たい時間に眠ることができない．活動リズムと睡眠リズムが完全にズレてしまっているのが，この概日リズム性睡眠障害です．簡単にいうと昼夜逆転です．

　これは，体内にある睡眠の時計がズレていることが原因です．本来，体内の時計は1日25時間と言われています．これを日光や食事により，無理やり24時間に合わせて生活しています．生活リズム，睡眠リズムが慢性的に乱れると，体内の睡眠時計が大幅にズレてしまいます．

　最近，シフトワーカーなど生活リズムが不規則な方が増えています．このような方は，概日リズム性睡眠障害の危険性が高く，逆に言うと環境により誰にでも生じる可能性がある病気です．以下の4つに分類されます．

- **睡眠相後退症候群**：睡眠の時間帯が後ろにズレてしまい，遅い時間しか眠れない
- **睡眠相前進症候群**：睡眠の時間帯が，逆に前へズレてしまい，早い時間に眠くなる
- **非24時間睡眠覚醒症候群**：体内時計が全くリセットされないので，毎日1～2時間ずつ遅れていく
- **不規則型睡眠覚醒パターン**：昼夜問わず不規則に眠くなる

　治療法は，生活リズムを整えることが重要であることは言うまでもありませんが，日光と同じレベルの光を浴びる高照度光照射療法や，メラトニン，ビタミンを服用する方法があります．

　OSASと合併することも多いため，睡眠時間や睡眠リズムを問診することは非常に重要です．

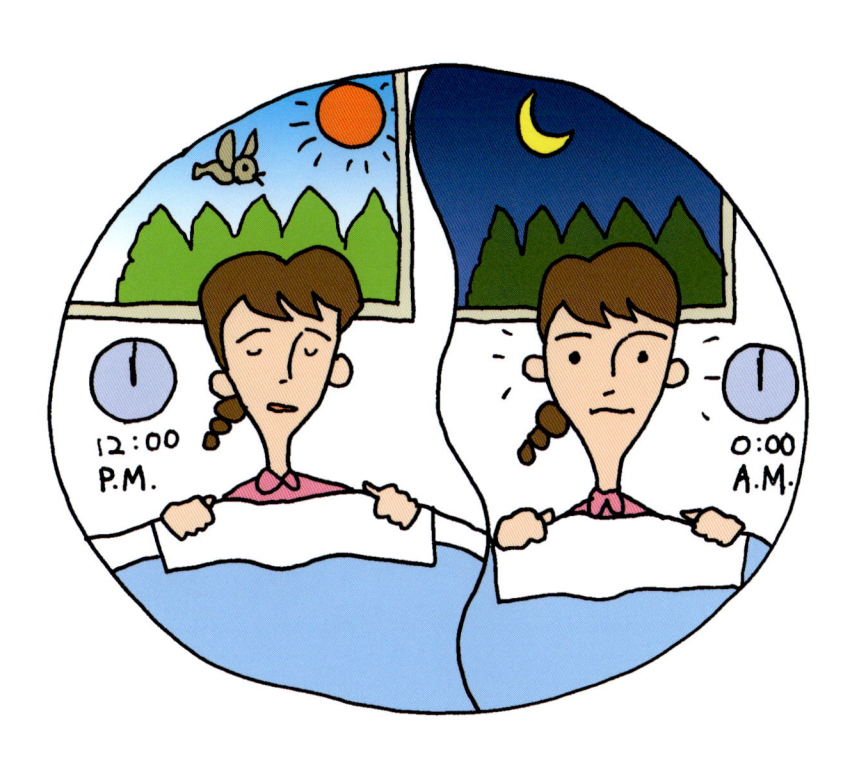

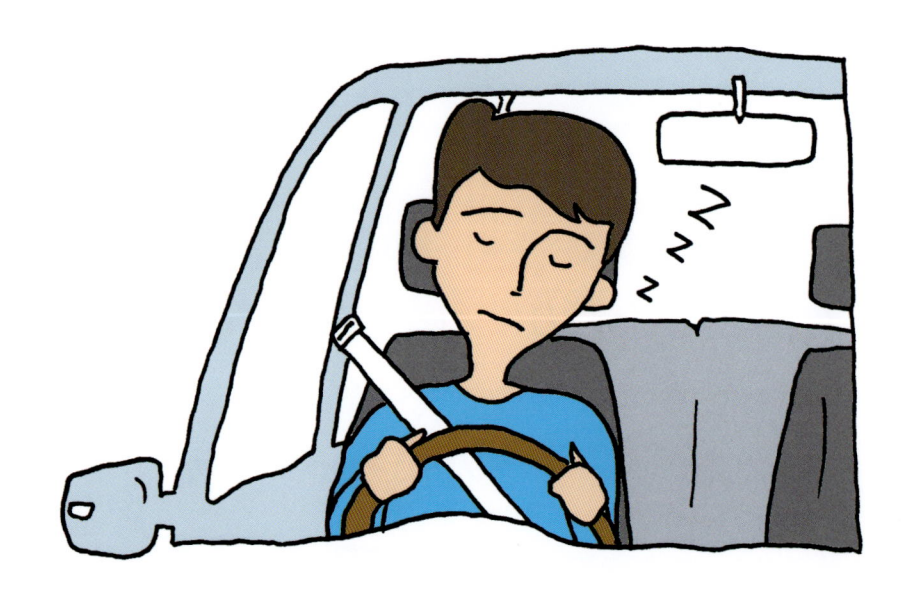

第2編

臨床実践編
―実際の診療の流れに沿って―

　臨床実践編では，実際のOSAS診療の流れに沿った工程（Step）に分けて学べる構成になっています．
　歯科医院を受診されるOSAS患者には，主に2つのパターンがあります．
① OSAS疑いの患者：いびき，眠気などOSASを疑う症状を主訴に受診するパターン（これには，院内患者内でOSASが疑われる方に積極的にスクリーニングをかける場合も含まれます）
② OSASの確定診断を受けている患者：医科からOA治療のために紹介されて受診するパターン
　OSASの確定診断がついてからは，両パターンとも同様ですので，本編ではパターン①を想定し，実際の診療の流れに沿った4つのStepに分けて解説していきます．

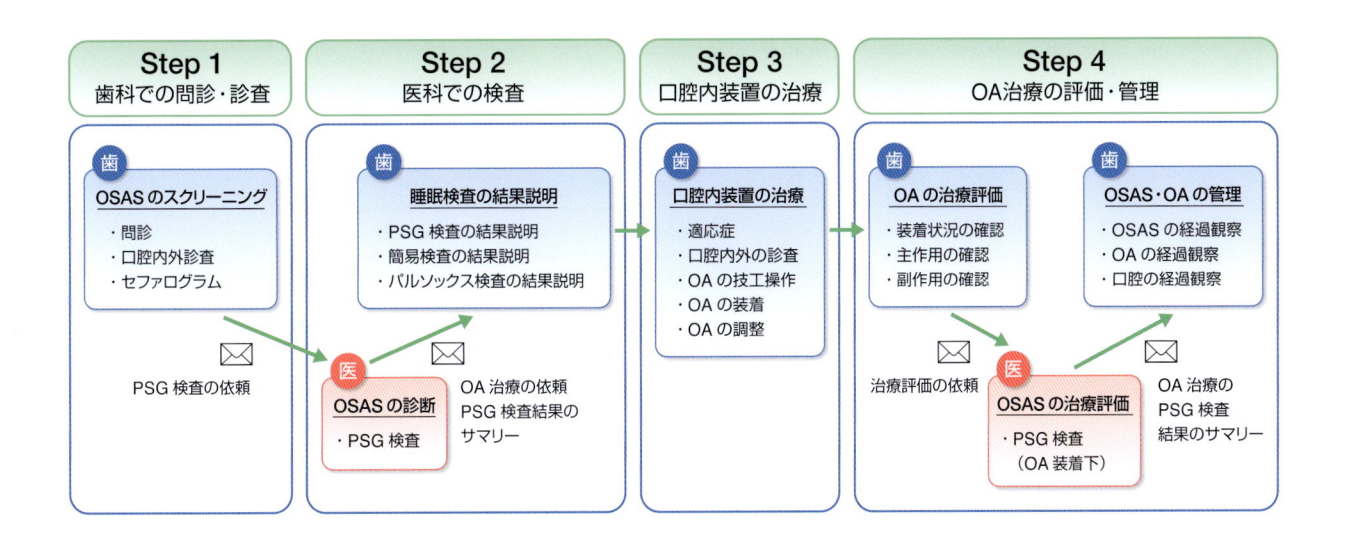

Step 1　歯科での問診・診査

歯 OSASのスクリーニング
- 問診
- 口腔内外診査
- セファログラム

✉ PSG検査の依頼

Step 2　医科での検査

医 OSASの診断
- PSG検査

歯 睡眠検査の結果説明
- PSG検査の結果説明
- 簡易検査の結果説明
- パルソックス検査の結果説明

✉ OA治療の依頼　PSG検査結果のサマリー

Step 3　口腔内装置の治療

歯 口腔内装置の治療
- 適応症
- 口腔内外の診査
- OAの技工操作
- OAの装着
- OAの調整

Step 4　OA治療の評価・管理

歯 OAの治療評価
- 装着状況の確認
- 主作用の確認
- 副作用の確認

✉ 治療評価の依頼

医 OSASの治療評価
- PSG検査（OA装着下）

歯 OSAS・OAの管理
- OSASの経過観察
- OAの経過観察
- 口腔の経過観察

✉ OA治療のPSG検査結果のサマリー

Step 1 歯科での問診・診査（OSASのスクリーニング）

1 問診

　OSASの症状であるいびき・無呼吸は，睡眠中に生じているため，私たち歯科医師は直接確認することはできません．また，眠気や熟睡感の欠如といった症状に関しても，患者の主観であるため評価が困難です．そのため，睡眠の状況や日中の生活に関する問診が非常に重要となります．また，患者の主訴が複数（日中眠たい，いびきがうるさい，頭痛，疲れやすい，眠れない，寝ている時の動悸など）になることも多く，優先順位を確認すること，OSASとの関連性について整理することも大切です．

　自覚症状が少ない患者もいるため，ときには家族へ問診する（いびき・無呼吸の程度や頻度）場合もあります．問診にて患者固有のOSAS症状を把握しておくことは，後に行うOA治療の効果を推測する際に非常に役立ちます．実際には，問診票などを利用し，効率よくOSASに関連する情報を収集します．付録の問診票（P98, 102）に沿って，各項目を解説します（**図1**）．

1) 受診の動機

> 患者自身に主訴がない場合は，モチベーションを高めるために，OSASの病態をより詳しく説明します．

　患者自身に眠気などの主訴がある場合もありますが，家族からいびき・無呼吸を指摘されるなど，患者自身には主訴がなく受診される場合もあります．これから開始するOA治療のモチベーションを維持するためにも，受診の動機について確認する必要があります．

2) 睡眠時間

> 平日と休日と，それぞれ聞くことがポイントです．

　眠気の症状が存在する場合には，睡眠時間の不足や睡眠リズムの乱れなどが原因である可能性もあります．睡眠時間は十分か，リズムは乱れていないかを確認するために，具体的な就寝・起床時間を問診します．

3) 睡眠中の体位

> 心不全患者は，左心室の機能低下を避けるため，右側臥位で寝る傾向があります．

　仰臥位は無呼吸を悪化させます．なかには，仰臥位での息苦しさから側臥位の姿勢をとる患者もおられます．OSASの状態を把握するためにも，睡眠中の体位についての問診は重要です．

4) 既往歴と服用薬剤

　OSASの悪化因子となる病歴（鼻疾患，扁桃肥大，呼吸器疾患，甲状腺疾患など），OSASにより悪化する病歴（高血圧症，不整脈，脂質異常症，糖尿病，動脈硬化症，狭心症，心筋梗塞，脳卒中など）について問診します．特に，心不全，虚血性心疾患，不整脈，

図1　いびき・睡眠時無呼吸症候群の問診票

脳血管疾患などは，生命予後にかかわる疾患[1]ですので，OAの効果が期待できない場合や，OAの治療効果が低かった場合には，CPAP治療などほかの治療法へ変更する必要があります．

> CPAPには，胸腔内を陽圧化することによる左心室収縮能の改善効果があるため，心不全患者には有効です．

また，眠気の原因となりえる，うつ病，不眠症，抗うつ薬や睡眠導入剤の服用の有無についても確認します．このような患者では，眠気の原因がOSASのみとは限らないため，OA治療により眠気が改善しない場合もあります．

5）血圧

高血圧症は，OSASに最も高い頻度で合併する疾患です．また，OA治療により血圧が低下する患者も多いため，血圧の問診は重要です．OSAS患者では起床時血圧が高くなると言われているため，起床時と日中に分けて問診することが望ましいです．

> 診療室で血圧を測定することも有効です．

6）体重の変化

現在の体重と，過去の体重変化を問診します．特に，いびき・無呼吸などの症状が出現した時期と，体重増加の時期が重なれば，肥満がOSASの原因であると考えられ，体重

減少によりOSASが軽減できる可能性があります．また，OA治療の効果が良好であっても，その後体重が増加し，ベースにあるOSASが悪化すると，相対的に効果が減弱することもあります．CPAP治療においては，体重の±10％の変化があれば再検査をすることが推奨されているため[2]，OA治療でも同様の基準で行うことが望ましいです．

7）職種

運転を職業にしている患者では，眠気が即，大事故につながるため，会社から治療が義務づけられていることもあり，治療に対する意識も高い傾向があります．肉体労働かデスクワークかによって，日常生活で眠気が出現する状況が異なることも考慮し，問診を行います．

また，シフトワーカーでは，一日リズムが乱れており，概日リズム性睡眠障害といったOSAS以外の睡眠障害が合併していることが非常に多く（P33，コラム⑥昼夜逆転⁉参照）眠気の原因が多岐にわたっているため注意が必要です．看護師などが当てはまり，わが国では全労働人口の約20％と推定されており，意外と多いことを念頭に置いて問診する必要があります．

8）いびき・無呼吸の指摘・自覚症状

いびき・無呼吸はOSASに特徴的な所見です．自覚する場合は少ないですが，家族などから指摘されることは多いため，OA治療効果を推測する際にもわかりやすい指標となります．

9）寝つき，寝起き，熟睡感

> OSASにより，睡眠不足が慢性的に続くと，寝付きが悪い症状が出現する場合もあります．

寝つきが悪い場合には，不眠症の存在も疑われます．寝起きの悪さ，熟睡感の欠如といった症状は，OSASの典型的な症状です．

10）開口，口渇

睡眠中に開口位をとると上気道は狭くなり，OSASは悪化します．開口しているかどうかは自覚しにくいため，口呼吸・口が乾いていると表現する患者もおられます．

11）歯ぎしり

睡眠時の歯ぎしりは，それ自体が睡眠障害の一つですが，OA装着時に，顎の痛みなどの副作用が出現しやすいため，注意が必要です．

12）夜間の排尿回数

無呼吸により睡眠が障害されると，睡眠時に分泌される抗利尿ホルモンの分泌が低下し，夜間の頻尿症状が生じます．小児では夜尿が生じます．OA治療により，夜間の排尿回数が減少する例は多くみられます．ただし，夜間の頻尿は，薬剤（利尿剤）の副作用，前立腺肥大，糖尿病の症状でもあるため，OSASに特異的な症状ではないことも留意する必要があります．

```
JESS™ (Japanese version of the Epworth Sleepiness Scale)
ESS 日本語版
```

もし，以下の状況になったとしたら，どのくらい**うとうとする**（数秒～数分眠ってしまう）と思いますか．**最近の日常生活**を思いうかべてお答えください．

以下の状況になったことが実際になくても，その状況になればどうなるかを想像してお答え下さい．（1 ～ 8 の各項目で，○は１つだけ）

すべての項目にお答えしていただくことが大切です．

できる限りすべての項目にお答えください．

		うとうとする可能性はほとんどない	うとうとする可能性は少しある	うとうとする可能性は半々くらい	うとうとする可能性が高い
1)	すわって何かを読んでいるとき（新聞，雑誌，本，書類など） →	0	1	2	3
2)	すわってテレビを見ているとき →	0	1	2	3
3)	会議，映画館，劇場などで静かにすわっているとき →	0	1	2	3
4)	乗客として１時間続けて自動車に乗っているとき →	0	1	2	3
5)	午後に横になって，休息をとっているとき →	0	1	2	3
6)	すわって人と話をしているとき →	0	1	2	3
7)	昼食をとった後（飲酒なし），静かにすわっているとき →	0	1	2	3
8)	すわって手紙や書類などを書いているとき →	0	1	2	3

Copyright, Murray W. Johns and Shunichi Fukuhara. 2006.

図2 エプワース眠気尺度（ESS）（福原ほか，2006[3]）

13）飲酒の頻度

飲酒は，OSAS を悪化させるだけでなく，睡眠自体にも悪影響を及ぼします．そのため，飲酒の頻度や就寝前の飲酒の習慣などを問診します．「お酒を飲まないと寝られない」と言う患者は多いですが，飲酒は入眠潜時（寝付くまでの時間）を短縮させるものの，浅い睡眠や中途覚醒が増え，総合的には睡眠の質を低下させます．患者によっては，飲酒習慣の改善を勧めます．

14）鼻の通り

> 花粉症など，季節性に鼻が詰まる患者もいるため，一年を通じての症状をきくことがポイントです．

鼻が詰まり，鼻呼吸が障害されると，口呼吸のため開口状態となり，上気道は狭小化するため，OSAS を悪化させる原因になります．鼻の通りについて問診することと，その原因について既往歴を確認します．必要な場合は耳鼻咽喉科を紹介します．

2 エプワース眠気尺度

眠気は，運転や仕事，日常生活に大きな支障が出るため，患者自身が最も困る症状です．OSAS 患者では，高い頻度で（約50％）昼間の眠気があると言われています．しかしながら，眠気は主観ですので，なかなか評価することは困難です．

日中の眠気に関する評価法には，エプワース眠気尺度（Epworth Sleepiness Scale：ESS）があり，国際的にも広く用いられています[3]（**図2**）．患者が8つの状況での眠気に

眠気の自覚的評価

Epworth Sleepiness Scale（ESS）

氏名 ＿＿＿＿＿＿＿＿

眠気の程度について，以下のように 0～3 点の 4 段階でお答えください

0：決して眠くならない

1：まれに眠くなる

2：ときどき（1 と 3 の中間）眠くなる

3：眠くなることが多い

注意 ＊最近の日常生活のことを思い出してご記入ください

＊質問の中に，最近経験されていないこともあるかもしれませんが，もしその状況があったとしたらどうなるかを考えてご記入ください

	OA 装着前	OA 装着後			
	2011 年 5/31	年 7/4	年 8/1	年 11/1	年 11/15
座って読書をしているとき	2	1	1	0	1
テレビを見ているとき	2	0	1	0	1
公共の場所で座って何もしないとき（映画館や会議）	2	1	0	0	0
他の人が運転する車に 1 時間同乗しているとき	3	1	0	0	0
状況が許せば，午後横になって休息するとき	3	1	2	1	1
座って誰かと会話しているとき	0	0	0	0	0
昼食後（お酒を飲まずに）静かに座っているとき	3	1	1	1	0
自分で運転中，交通渋滞で 2～3 分止まっているとき	3	1	0	0	0
合計点→	18	6	5	2	3

図 3　ESS を用いた眠気の経時変化

治療前は 18 点であったが，OA 治療の直後には 6 点，その後の経過観察では 2 ～ 3 点まで低下し，眠気が改善していることが確認できる

ついて点数を付け，その合計点数を算出し眠気の指標として用いる方法です．点数が高いほど眠気を感じているということになります．11 点以上あると病的に眠気を感じていると判定し，OSAS を含む何らかの睡眠障害の存在が疑われます．OSAS 診療において，付録の ESS（P99）を用いると経時的に患者の眠気の変化を評価することが可能であり，OA 治療の介入による眠気の改善の指標になります（**図 3**）．

3 口腔内・口腔外の診査

ここでは，OSAS のリスク因子，スクリーニングという視点から，口腔内・口腔外の診査方法について解説していきます．

1）口腔外の診査

OSAS の二大原因は，「肥満」と「小顎」です（**図 4**）．

肥満については，BMI（Body Mass Index）が指標となります．計算式は BMI ＝体重

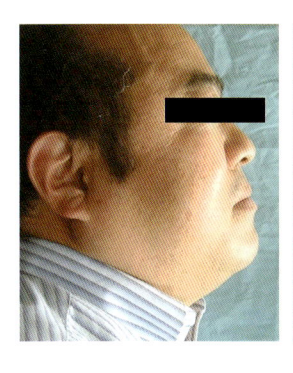

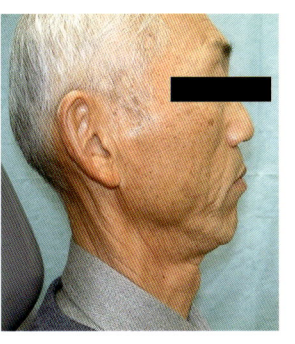

図4　OSAS患者の顔貌
　左：肥満タイプのOSAS患者
　右：小顎タイプのOSAS患者

やせ	18.5未満
標準	18.5〜25未満
肥満1度	25〜30未満
2度	30〜35未満
3度	35〜40未満
4度	40以上

図5　BMIと判定基準

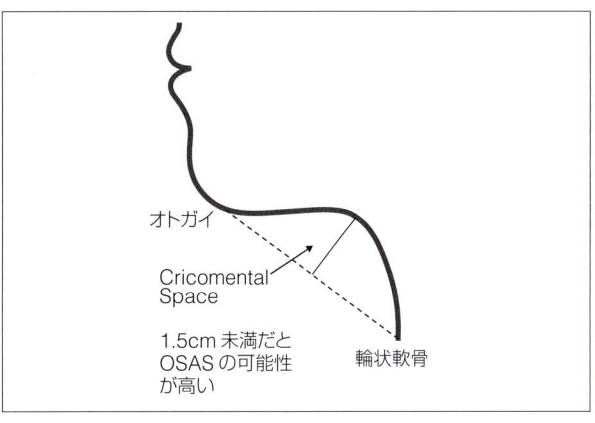

図6　OSASのスクリーニング検査（Tsaiほか，2003[4]をもとに作成）

kg/（身長m）^{2}，判定基準を図5に示します．BMI＞30の肥満があると32％でOSASが認められ，BMIが高いほどOSASが重症化することが報告されています．

　小顎の厳密な評価法は，後に解説するセファログラムの画像診断になります．日常的に口腔を診るわれわれ歯科医師は，定性評価ではありますが視診でもある程度の評価は可能と思われます．Cricomental Space（オトガイと輪状軟骨を結んだ線上の2等分線から皮膚までの距離）が1.5cm未満だとOSASである可能性が高いという報告[4]があり，スクリーニングとして有用です（図6）．

2）口腔内の診査

　口蓋扁桃の肥大，舌の肥大，軟口蓋の過長などは，気道を狭める要因であり，OSASのリスク因子となります．

　口蓋扁桃肥大の評価法としてTonsillar Grade[5]，軟口蓋と舌の位置関係の評価方法としてMallampati（マランパチー）の分類[4]があり，それぞれOSASの重症度と相関がある

41

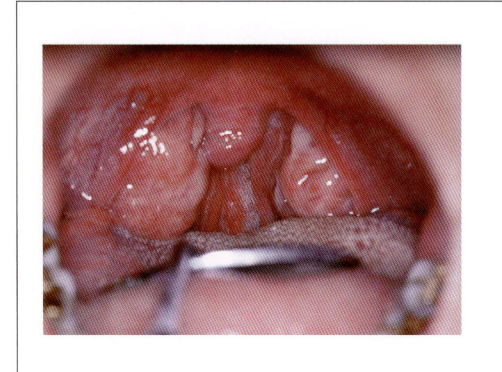

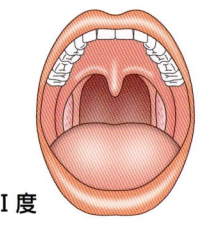

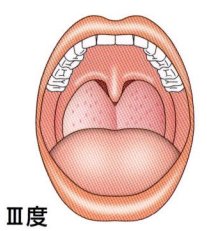

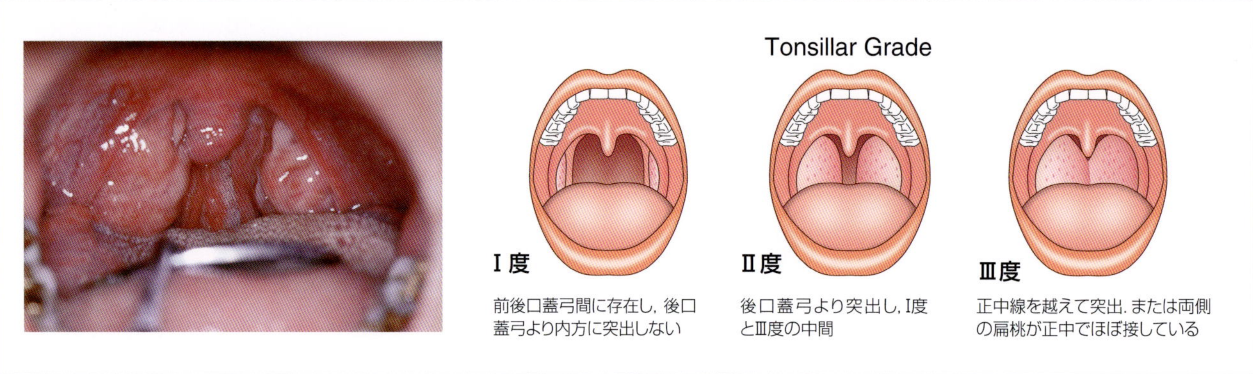

図7 口蓋扁桃肥大の評価法（榊原ほか，2007[5]）をもとに作成）
左：口蓋扁桃肥大（Ⅱ度）の OSAS 患者
右：Tonsillar Grade

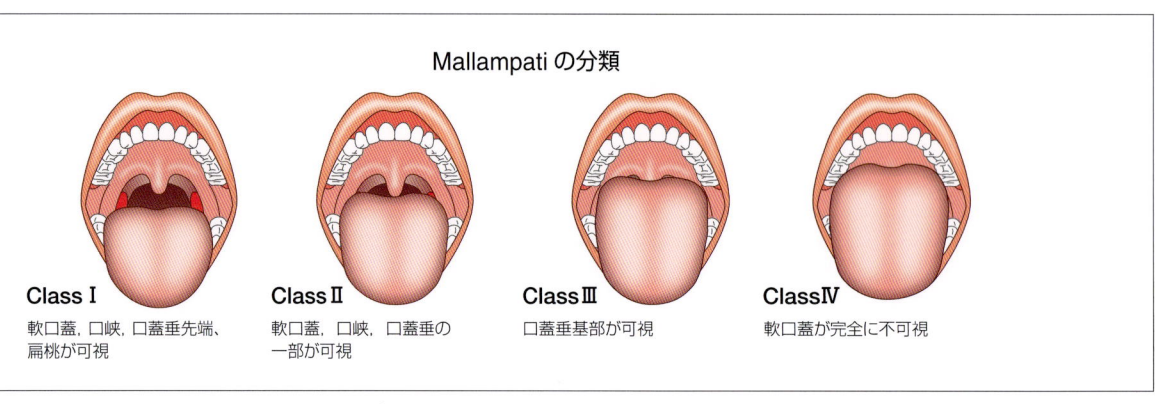

図8 Mallampati の分類（Tsai ほか，2003[4]）をもとに作成）

と報告されており，OSAS のスクリーニングに有用です（**図7，8**）．

ほかにも，著明な歯列狭窄，下顎骨隆起が存在すると，舌が後方位となり，気道を狭める要因となります（**図9**）．また，下顎後退位，過蓋咬合も同様の理由で気道を狭める要因となりますので，それらの指標として Over Jet，Over Bite を計測し，評価します（**図10**）．

4　セファログラム

これまでは気道を構成する組織を視ることで，気道の外側を評価してきましたが，無呼吸が生じる気道の内側は直接視ることができません．セファログラムは，上気道を可視化することができ，骨性構造だけではなく，舌や軟口蓋などの軟組織の形態も把握できるため，顎顔面および無呼吸が生じる上気道の形態を総合的に評価できる方法です．

P10 で OSAS の病態・原因を Meat & Container Balance Model で説明しましたが，Container（上顎骨，下顎骨，椎骨といった骨格），Meat（舌，脂肪，扁桃腺といった軟組織），中にあいた空洞（気道）をセファログラムで評価することができます．気道は姿勢による影響を受け（立位・座位よりも仰臥位のほうが気道は狭小化する），覚醒時と睡眠時では気道の開存に関わる神経筋機構が異なるため，気道形態は大きく異なります．セ

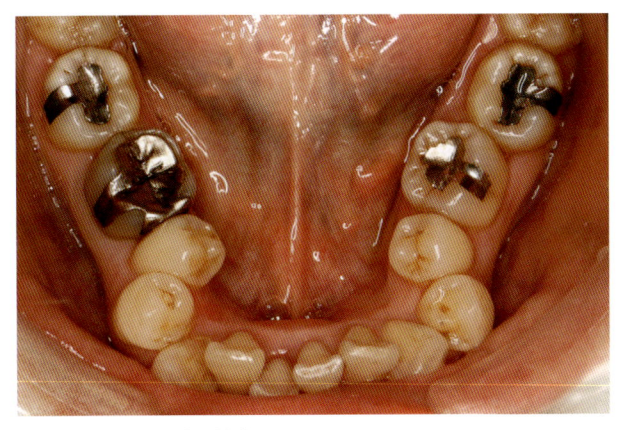

図9　下顎歯列の狭窄

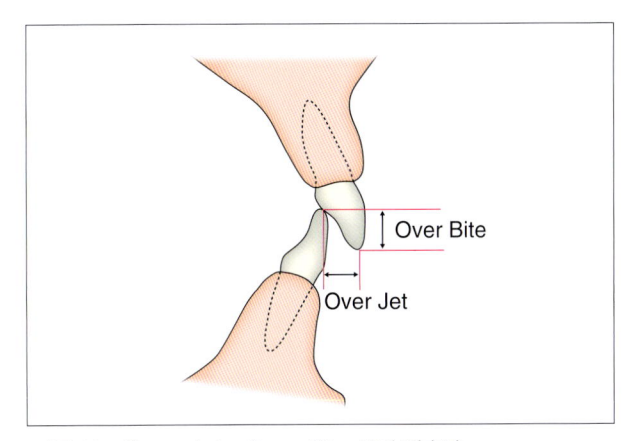

図10　Over Jet, Over Bite の計測方法

		標準値 (mm)*	異常値**	異常値頻度(%)***	コメント
1	MP-H	14.0 ± 6.4	26.8以上	25.2	舌骨が低位置である＝舌下半分の増大
2	PNS-V	73.5 ± 5.8	85.1以上	30.1	中咽頭の長さが延長，おそらく舌の影響
3	PNS-P	39.0 ± 4.8	48.6以上	19.2	軟口蓋が長い
4	MPT	11.3 ± 2.2	15.7以上	10.9	軟口蓋が厚い
5	SNB	78.8 ± 3.4°	72.0以下	8.9	下顎が後退？
6	S-N	73.5 ± 3.4	66.7以下	13.7	頭蓋底の前後径が短い
7	ANS-PNS	54.5 ± 4.4	45.7以下	9.9	上顎底の前後径が短い
8	Me-Go	77.0 ± 5.5	66.0以下	7.8	下顎底の前後径が短い
9	PNS-AA	40.0 ± 4.6	30.8以下	10.2	顎顔面と脊柱が接近
10	AW (PNS-Ba)	26.9 ± 4.5	17.9以下	39.4	中咽頭の入口部が狭い
11	PAS (Minimum)	11.0 ± 4.4	2.2以下	7.1	中咽頭の最狭小部
12	PAS (ML)	15.7 ± 5.2	5.3以下	2.7	下顎底のレベルで中咽頭の幅が狭い

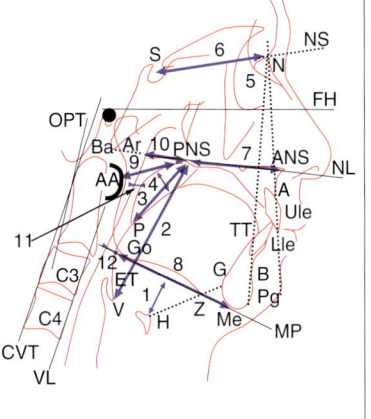

*Mean ± SD.　**2SD 以上の偏位で判定　***OSAS 115 名にみられた頻度

図11　OSAS 患者に有効なセファログラムの項目（Sakakibara ほか，1999[6]）をもとに作成）

ファログラムは立位もしくは座位で，かつ覚醒時に撮影するため，無呼吸が起こっている睡眠中の気道を評価しているわけでありません．この欠点を理解した上で検査所見を活用する必要があります．すなわち，セファログラムのみでOSASの確定診断をすることはできず，また，直接的に治療選択の基準になることは少ないのですが，患者の骨格・軟組織の特徴を捉えるには非常に有用な検査です．

セファログラムの評価項目に関しては，さまざまな報告[6]があり，詳細は専門書に譲りますが，筆者らは，上中下咽頭腔の前後径，上下顎骨の大きさ，下顎枝の長さ，軟口蓋の長さ，舌骨の位置，顎下軟組織量などを計測しています（図11）．軟口蓋長が短い，軟口蓋-咽頭後壁間の距離が長い，下顎下縁平面と舌骨間距離が長い，ANB（ANとBNによる角度．図11の点線参照）が大きい，SNBが小さい患者では，OAの効果が高いことが報告されています．ただし，セファログラムのみでOAの治療効果を予測することは限界があり，筆者らは，セファログラム所見を治療計画の参考に用いています．ほかにも，

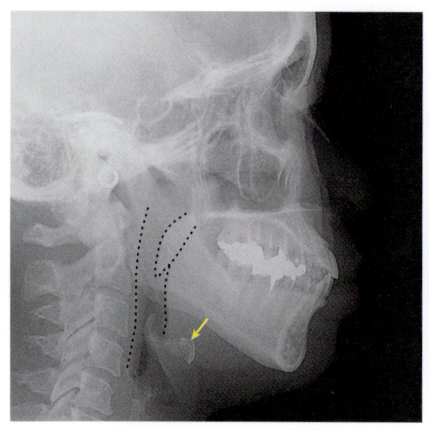

図 12 健常者のセファロ所見
上気道の前後径も正常範囲内であり，小顎，口蓋扁桃肥大，舌骨低下などOSASに特徴的な所見は認められない

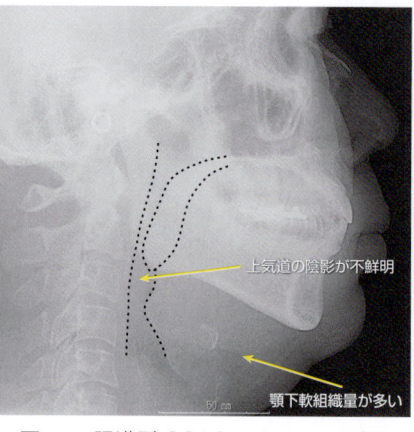

図 13 肥満型OSASのセファロ所見
顎下軟組織が多く，上気道周囲の脂肪組織が多いため，上気道の陰影がやや不鮮明である

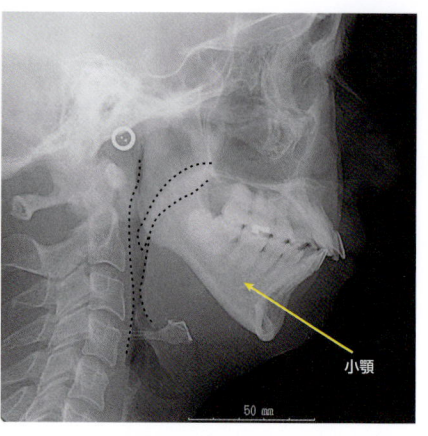

図 14 小顎型OSASのセファロ所見
小顎により舌が後方位となり，上気道の前後径が短くなっている

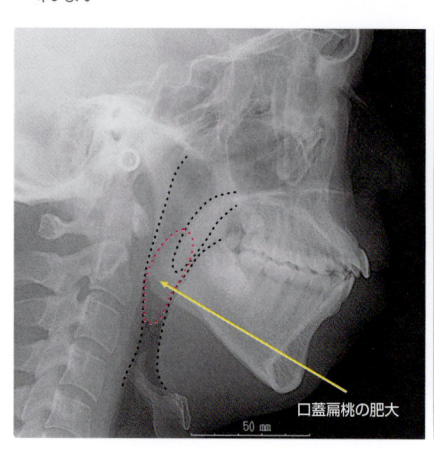

図 15 口蓋扁桃肥大を認めるOSASのセファロ所見
中咽頭に存在する口蓋扁桃により，気道が狭小化している

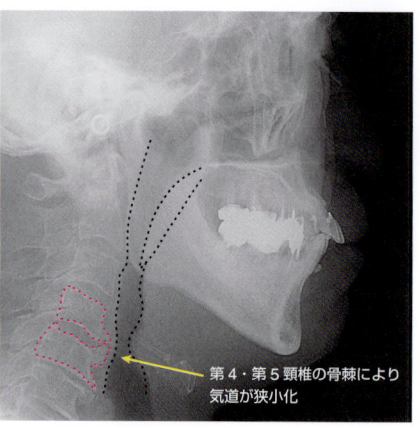

図 16 骨棘を認めるOSASのセファロ所見
第4，第5頸椎の前方への骨棘が認められ，下咽頭腔の気道が狭小化している

定量評価はできませんが，咽頭扁桃・舌扁桃肥大の有無や，頸椎の前方への骨棘が気道を圧迫していないか，なども同時に評価します（**図12～16**）．

● 文献

1) Marin JM, et al. Long-term cardiovascular outcomes in men with obstructive sleep apnoea-hypopnoea with or without treatment with continuous positive airway pressure: an observational study. *Lancet*. 2005; **365** (9464): 1046-1053.
2) 三上章良．睡眠を調べるための検査．睡眠医学を学ぶために～専門医の伝える実践睡眠医学（立花直子編）．永井書店，2006；157-213.
3) 福原俊一ほか．日本語版 the Epworth Sleepiness Scale（JESS）～これまで使用されていた多くの「日本語版」との主な差異と改訂～．日呼吸会誌．2006；**44**：896-898.
4) Tsai WH, et al. A decision rule for diagnostic testing in obstructive sleep apnea. *Am J Respir Crit Care Med*. 2003; 167(10): 1427-1432.
5) 榊原博樹．睡眠時無呼吸症候群と顎顔面・咽頭形態－顎顔面・咽頭所見の診かた．日本医事新報．2007；**4366**：49-52.
6) Sakakibara H, et al. Cephalometric abnormalities in non-obese and obese patients with obstructive sleep apnoea. *Eur Respir J*. 1999; **13**(2): 403-410.

コラム⑦ セファロで発見された舌扁桃肥大の症例

OSAS診療を行っていると，さまざまな患者が来られます．今回は，上気道の局所検査を行う必要性を強く感じた症例を紹介します．

26歳の女性．以前から，仕事中に強い眠気があり，実際に仕事中に何度も居眠りをしてしまうエピソードがあったため，医科を受診され，PSG検査の結果，AHI：14.9と軽症のOSASと診断されました．口腔内装置の治療を勧められ，当院を紹介・受診されました．

BMI：18.4と痩せ型の若い女性でした．視診上，小顎，口蓋扁桃の肥大もありません．この方のOSASの原因は，どこにあるのだろうか？　と思いながら，上気道の評価のためセファロ撮影を行い，X線写真をみて驚きました．なんと，下咽頭が今にも閉塞しそうなほどの舌扁桃肥大が認められたのです（図A）．すぐに，耳鼻咽喉科へ紹介し，舌扁桃肥大の診断のもと切除術を施行され，術後はAHI：1.3になり，眠気の症状も消失しました．耳鼻咽喉科の先生いわく，風邪などでさらに扁桃が肥大すると，覚醒時でも呼吸困難となるリスクがあったそうです．

舌扁桃肥大以外にも，甲状舌管嚢胞，咽頭部の悪性腫瘍など，下咽頭部の気道狭小が生じる疾患は多くあります．今回のように，セファロ撮影から発見される場合もありますので，OSASの状態や治療法のみに着目するのではなく，原因についても歯科が評価することは非常に重要です．

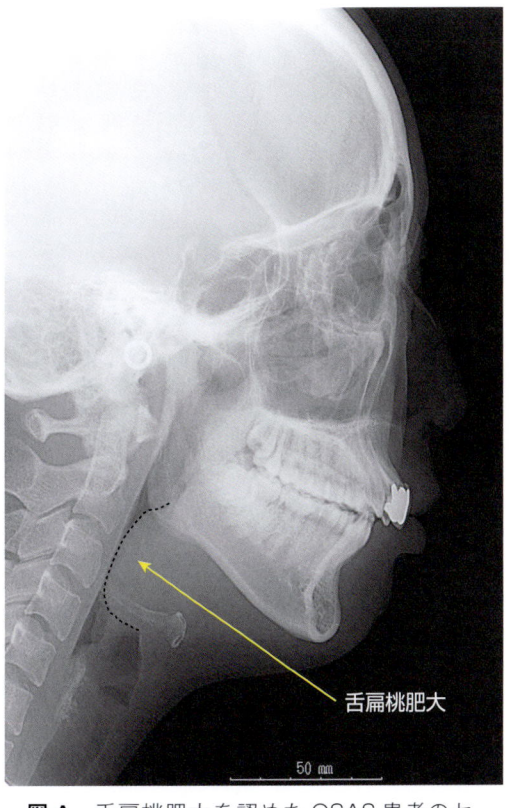

図A 舌扁桃肥大を認めたOSAS患者のセファロ所見

Step 2　医科での検査（OSASの確定診断）

1　終夜睡眠ポリグラフ検査について

　OSAS関連の参考書では，必ず終夜睡眠ポリグラフ（Polysomnography：PSG）検査の項目があり，脳波波形や筋電図波形などが詳細に解説されています．この「PSG検査」のハードルが高く，敬遠してしまう先生も多いと聞きます．かくいう私もそうでした．

　ここでは，歯科医師である先生方が，OA臨床を実践するに必要な知識を，わかりやすい形で解説していきます．最初に言いますと，実際のOSAS臨床では，これら難しい脳波波形や筋電図波形を解読する必要はありません．歯科医師のもとへ診療情報提供書として届くのは，脳波波形でもなく，筋電図波形でもなく，それら原波形を専門の医師や臨床検査技師の方がサマリーしてくれたものです（**図1**）．細かな脳波の種類や，筋電図の特徴も重要ですが，われわれがOA臨床を行う上で最も必要なこと，それは，この「検査サマリー」を読み解くことです（もちろん，脳波波形や筋電図波形が読めるに越したことはありませんので，詳細は専門書をご参照ください）．

　このStepでは，実際に医科から送られてくる診療情報提供書，検査レポートについて，臨床に即した形で解説していきます．

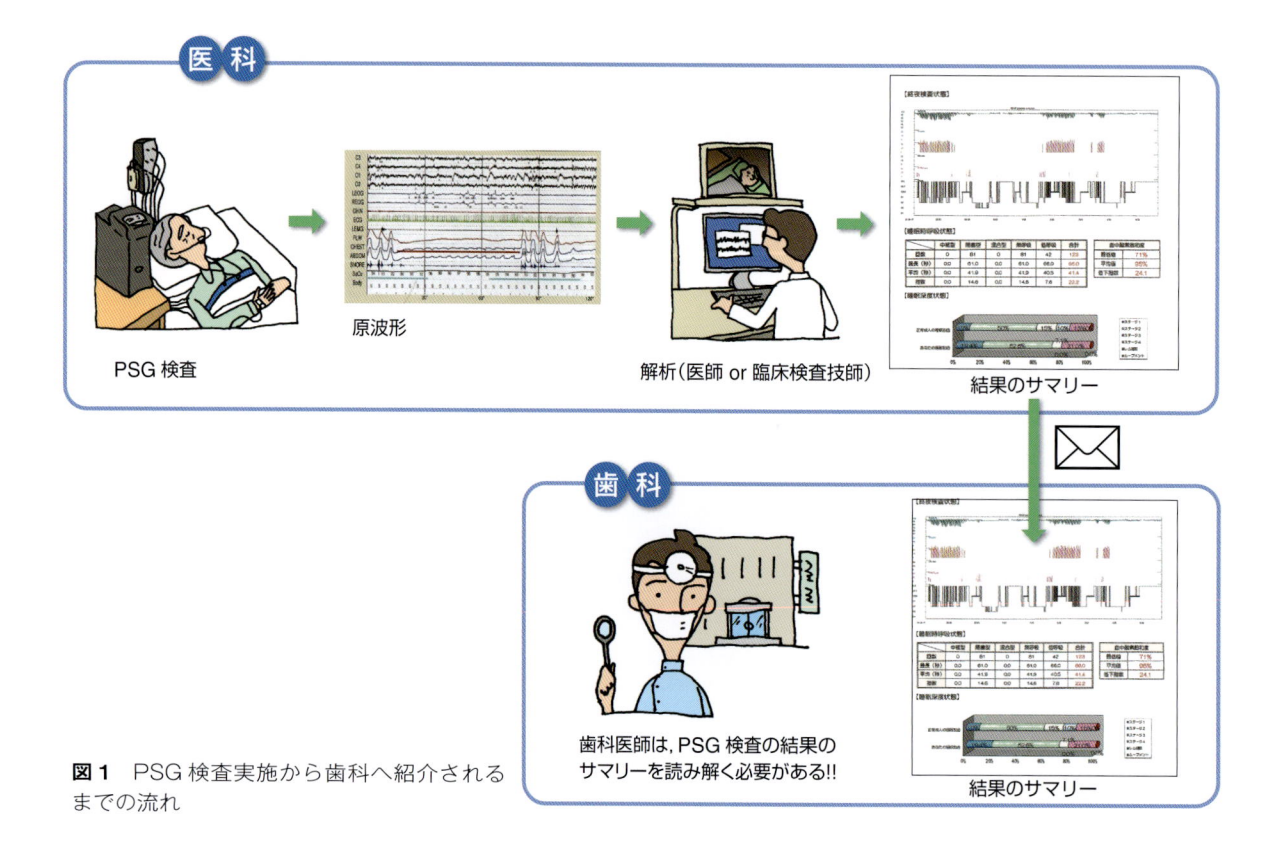

図1　PSG検査実施から歯科へ紹介されるまでの流れ

2 検査サマリーの解読

睡眠時無呼吸症候群の検査ですので，睡眠の状態と呼吸の状態がサマリーされています．実際のサマリーに沿って解説していきます．

1）呼吸の状態（図2）

（1）無呼吸低呼吸指数（Apnea Hypopnea Index：AHI）

1時間あたりの無呼吸と低呼吸の合計回数です．無呼吸は呼吸気流が停止した状態，低呼吸は呼吸気流が減弱した状態です．このAHIによってOSASの重症度が決まりますので，OSAS診療を行うにあたり，最も重要なパラメーターです．基礎知識編で述べた通り，OSASの重症度はAHIによって**表1**のように分類されます．この症例では，無呼吸が12.9/h，低呼吸が8.1/h，無呼吸低呼吸指数（AHI）は21.0/h，中等症のOSASといえます．

> たとえば，AHI：20/h を説明する際に，「1時間に20回，無呼吸と低呼吸が起こっています」と説明してもピンとこない患者が多いので，「3分に1回は呼吸が苦しくなっている」と言い換えて説明します．

（2）Lowest SpO₂

検査中における経皮的動脈血酸素飽和度（SpO₂）の最低値です．通常でしたら，SpO₂は95〜100％ですが，OSAS患者では80％，重症例では60％まで低下する方もおられます．90％以下になると身体に負担がかかると言われています．

> 「1〜2分間息を止めると，約90％まで低下します．かなり苦しいはずですが，寝ているため気づいていません．しかしながら，身体は悲鳴をあげていますよ」と説明します．パルソックスを使い実演することも効果的です．

（3）SpO₂ < 90％

全睡眠時間中でSpO₂が90％以下になった割合．睡眠中，無呼吸によって身体に負担がかかっていた割合とも言い換えることができます．

睡眠時呼吸状態

	中枢型	閉塞型	混合型	無呼吸	低呼吸	AHI合計
回数	0	107	0	107	67	174
最長（秒）	0.0	57.0	0.0	57.0	51.0	57.0
平均（秒）	0.0	38.2	0.0	38.2	24.2	32.8
指数	0.0	12.9	0.0	12.9	8.1	21.0

血中酸素飽和度	
最低値	85％
平均値	97％
低下指数	12.7

血中酸素飽和度（SpO₂）（REM + NREM）	最低 85％ / 平均値 97％
	SpO₂ < 90％ 0.0 + 1.0分 / 0.2％（TST）

所見欄
あなたの睡眠中無呼吸・低呼吸の合計は174回で，1時間当たりの指数は（AHI）は21.0回です
最も長い無呼吸・低呼吸時間は57.0秒です
睡眠中の血中酸素飽和度は85％まで低下しました

図2 PSG検査における呼吸状態のサマリー

表1 AHIによるOSAS重症度分類

AHI（1時間あたりの無呼吸・低呼吸の合計回数）			
0〜5 健常	5〜15 軽症	15〜30 中等症	30〜 重症

2）睡眠の状態

（1）ヒプノグラム（睡眠経過図）

睡眠の段階は，覚醒（Awake），ノンレム（NREM）睡眠，レム（REM）睡眠に大別されます．ノンレム睡眠は，脳の睡眠と言われており，さらにノンレム睡眠ステージ1～4に分けられ，段階が上がるにつれて睡眠は深くなります．レム睡眠は，身体の睡眠と言われており，筋は弛緩した状態になります．オトガイ舌筋も弛緩し，舌根沈下が生じ，無呼吸・低呼吸が起きやすい睡眠段階です．

通常，睡眠はノンレム睡眠から始まり，ノンレム睡眠ステージ1,2,3,4と徐々に睡眠が深くなった後に，急速に睡眠が浅くなり，レム睡眠に入ります．このような周期は90分間隔で一晩に3～5回ほど繰り返されます（**図3**）．

OSAS患者の場合，睡眠中に繰り返される無呼吸・低呼吸により，深い睡眠やレム睡眠が障害され，睡眠中にも頻繁に覚醒が生じる結果，睡眠の質が悪化します（**図4**）．

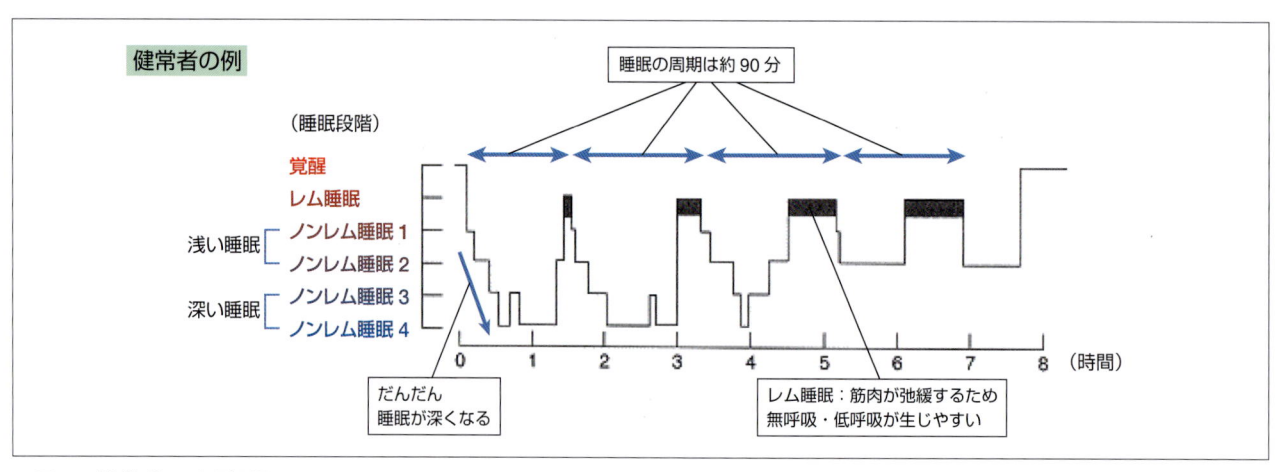

図3 健常者の睡眠経過図

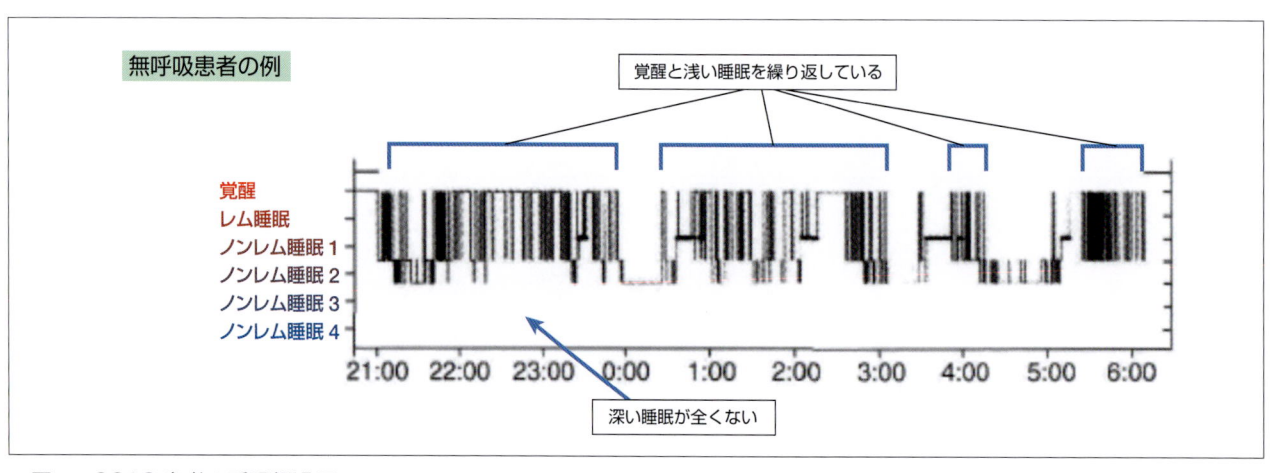

図4 OSAS患者の睡眠経過図

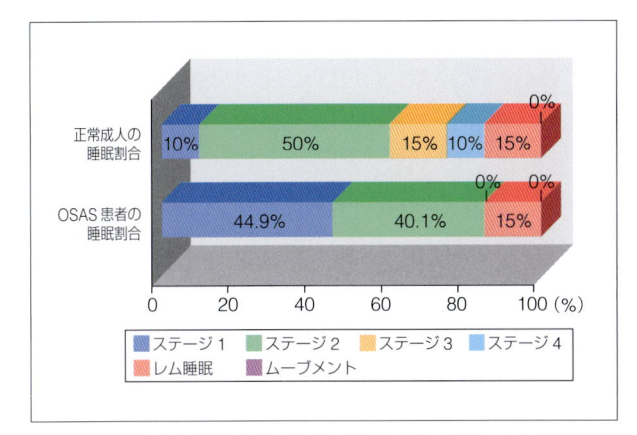

図5　正常成人とOSAS患者の睡眠段階の出現率
　OSAS患者では浅い睡眠の割合が増加し，深い睡眠・レム睡眠の割合が減少しており，睡眠が障害されている

図6　覚醒反応指数とその原因

（2）睡眠段階の割合

> 高齢者では，生理的な加齢変化として，深い睡眠が減少します．

それぞれの睡眠段階の睡眠時間全体に占める割合を表したものです．健常成人における割合は，ステージ1：10％，ステージ2：50％，ステージ3：15％，ステージ4：10％，レム睡眠：15％となっています．OSASにより睡眠が障害されると，深い睡眠であるステージ3，4，レム睡眠の割合が減少し，かわりに浅い睡眠であるステージ1，2の割合が増加します．

図5のように，OSAS患者ではステージ1の割合が非常に増加しており，睡眠が著明に障害されていることがわかります．

（3）覚醒反応指数（Arousal Index）

1時間あたりの，睡眠中に起きかけたイベントの回数です．覚醒と似ていますが，覚醒は完全に起きてしまうことであり，覚醒反応（Arousal）は起きかけて，すぐにまた寝てしまうことと理解してください．Arousalの原因は，無呼吸以外にも，下肢運動や，いびき，自発性などもあり，原因別の回数が掲載されているサマリーもあります（図6）．

3）PSG検査の全体像

ここまでは，細かなパラメーターをみてきましたが，一晩全体のなかで，無呼吸がいつ起こっていて，そのときの睡眠の状態がどうなっているか，他のパラメーターとの関連はどうなっているか，といった見方も非常に大切です．今までは，睡眠中の詳細な部分（木・枝葉）を見てきましたが，今からは全体像（森）を見ていきます．

症例1（図7）

まずは，無呼吸が起こっている時間帯（黄色）をみてください．その時間帯における，他のパラメーターを確認していきます．睡眠段階が，覚醒と浅睡眠を行ったり来たりしていることが確認できます．これによって，無呼吸により睡眠が障害されていることがわかります．

また，いびきが集中し，SpO_2 が著明に低下していることも確認できます．逆に，無呼吸がない時間帯では，いびきも少なく，SpO_2 の低下もなく，深い睡眠が認められ，睡眠が全く障害されていないことがわかります．

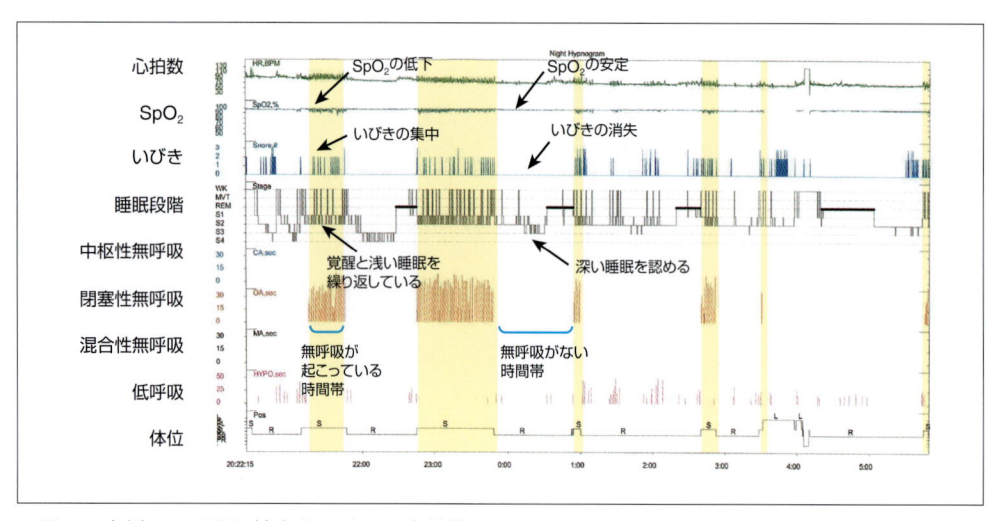

図7 症例1のPSG検査サマリーの全体像

症例2（図8）

次に，どのような状況のときに無呼吸が起こっているかをみてみましょう．無呼吸の起こっている時間帯（黄色）での，睡眠段階（水色），体位に注目すると，レム睡眠と仰臥位であることが確認できます．

レム睡眠は前述の通り，筋が弛緩するため，気道が閉塞しやすく，無呼吸になりやすい睡眠です．また，仰臥位は，重力の影響を受け舌根が沈下しやすいため，同じく無呼吸になりやすい体位です．このことから，レム睡眠＋仰臥位は，特に無呼吸が生じやすく，症例2のような所見はOSAS患者の典型例です．

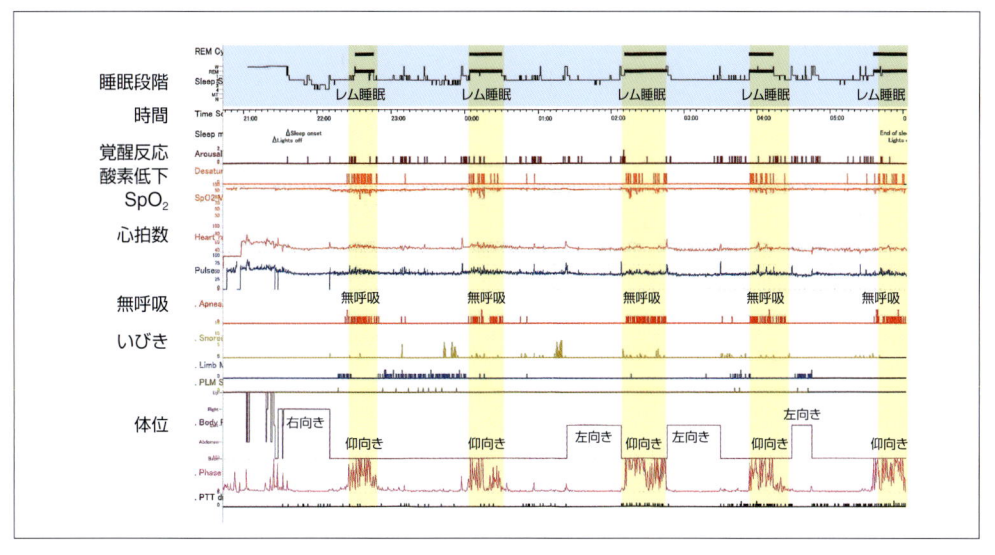

図8 症例2のPSG検査サマリーの全体像

症例3 （図9）

　レム睡眠に無呼吸が起こりやすいことは前述の通りですが，症例3のサマリーでは前半2つのレム睡眠（黄色）では無呼吸が生じており，後半2つのレム睡眠（水色）では無呼吸が生じていません．なぜでしょうか？

　これは，前半はレム睡眠かつ仰臥位なので無呼吸が生じていますが，後半はレム睡眠ですが側臥位であるため無呼吸が生じていないと考えられます．このように，側臥位では無呼吸を認めない場合を体位依存性OSASと言い，OA治療の効果が高いと報告されています．

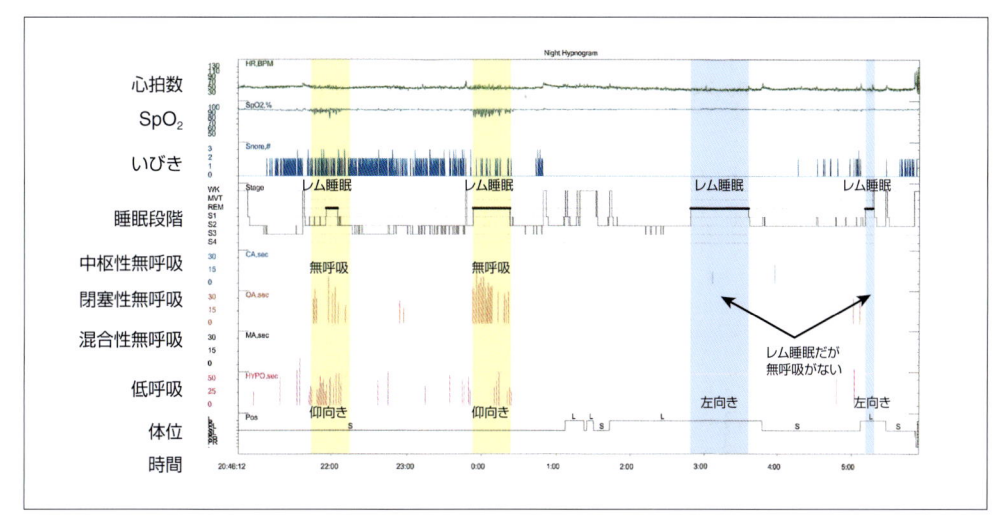

図9 症例3のPSG検査サマリーの全体像

症例 4（図 10）

まずは，AHI に注目しましょう．AHI としては 22.2/h と中程度の OSAS です．無呼吸と低呼吸の内訳をみると，無呼吸：14.6/h，低呼吸：7.6/h であり，無呼吸の割合が多いことがわかります．SpO_2 の最低値も 71% とかなり低い値ですので，呼吸状態としては，AHI の値よりは重症である印象を受けます．睡眠ステージの割合は，ステージ 1：19.4%，ステージ 2：52.6%，ステージ 3：7.1% と悪くない割合です．

しかしながら，全体像をみると（図 11），無呼吸・低呼吸が生じている時間帯（黄色）に一致して SpO_2 の低下も認められ，覚醒を繰り返していることがわかります．睡眠体位（水色）に注目すると，無呼吸が生じている時間帯は仰臥位であり，側臥位のときには無呼吸は生じておらず，酸素の低下もなく覚醒も起こっていないことがわかります．体位依存性 OSAS といえます．

覚醒反応指数をみると 50.8 回/h と非常に高い値であり，かつ，そのほとんどが呼吸に関連した覚醒反応であることがわかります（図 12）．眠気の原因は OSAS であると推察することができます．

その他のパラメーターに関しては，表 2 にまとめました．

表 2 PSG サマリーに使用される睡眠パラメーター

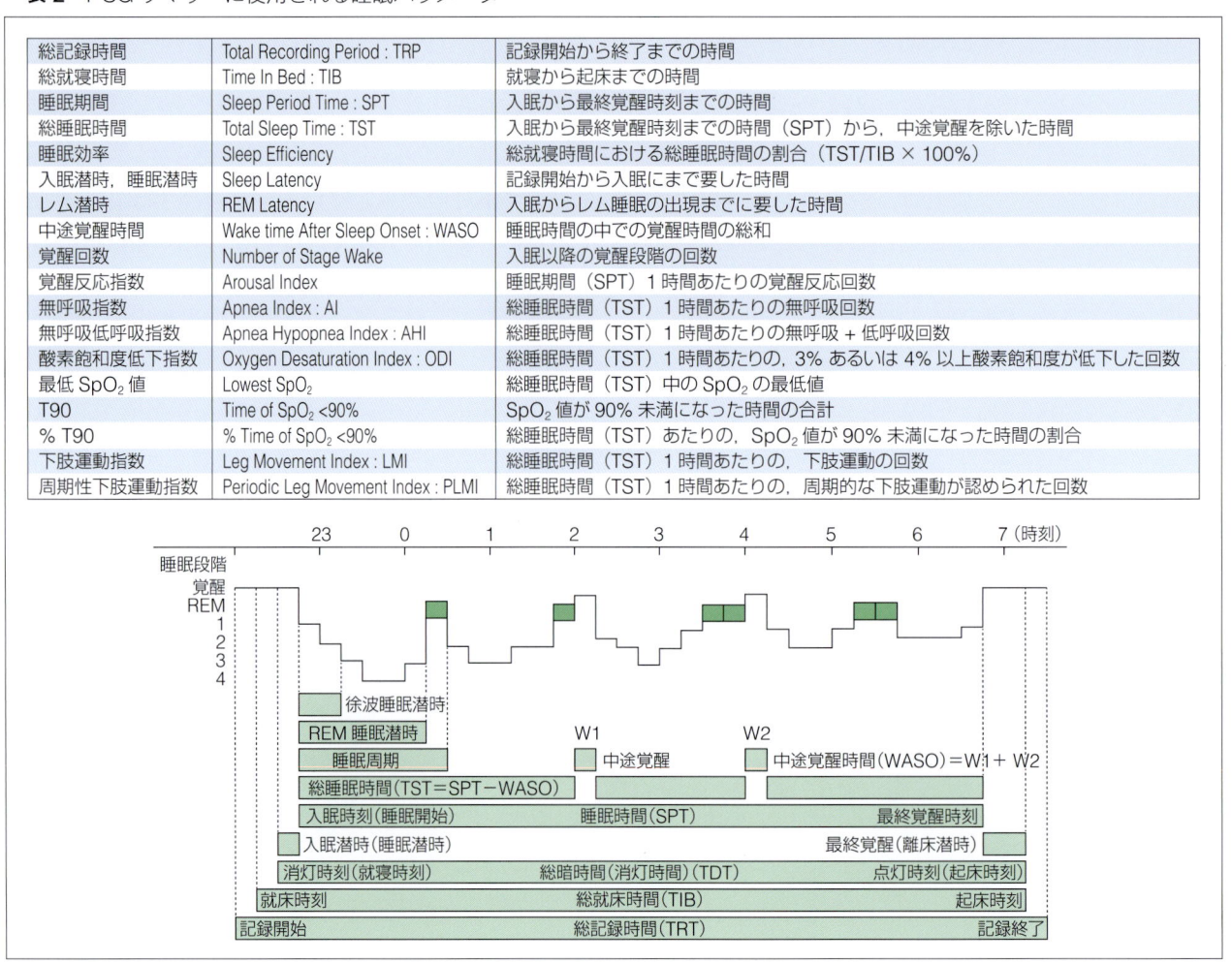

総記録時間	Total Recording Period：TRP	記録開始から終了までの時間
総就寝時間	Time In Bed：TIB	就寝から起床までの時間
睡眠期間	Sleep Period Time：SPT	入眠から最終覚醒時刻までの時間
総睡眠時間	Total Sleep Time：TST	入眠から最終覚醒時刻までの時間（SPT）から，中途覚醒を除いた時間
睡眠効率	Sleep Efficiency	総就寝時間における総睡眠時間の割合（TST/TIB × 100%）
入眠潜時，睡眠潜時	Sleep Latency	記録開始から入眠にまで要した時間
レム潜時	REM Latency	入眠からレム睡眠の出現までに要した時間
中途覚醒時間	Wake time After Sleep Onset：WASO	睡眠時間の中での覚醒時間の総和
覚醒回数	Number of Stage Wake	入眠以降の覚醒段階の回数
覚醒反応指数	Arousal Index	睡眠期間（SPT）1 時間あたりの覚醒反応回数
無呼吸指数	Apnea Index：AI	総睡眠時間（TST）1 時間あたりの無呼吸回数
無呼吸低呼吸指数	Apnea Hypopnea Index：AHI	総睡眠時間（TST）1 時間あたりの無呼吸＋低呼吸回数
酸素飽和度低下指数	Oxygen Desaturation Index：ODI	総睡眠時間（TST）1 時間あたりの，3% あるいは 4% 以上酸素飽和度が低下した回数
最低 SpO_2 値	Lowest SpO_2	総睡眠時間（TST）中の SpO_2 の最低値
T90	Time of SpO_2 <90%	SpO_2 値が 90% 未満になった時間の合計
%T90	%Time of SpO_2 <90%	総睡眠時間（TST）あたりの，SpO_2 値が 90% 未満になった時間の割合
下肢運動指数	Leg Movement Index：LMI	総睡眠時間（TST）1 時間あたりの，下肢運動の回数
周期性下肢運動指数	Periodic Leg Movement Index：PLMI	総睡眠時間（TST）1 時間あたりの，周期的下肢運動が認められた回数

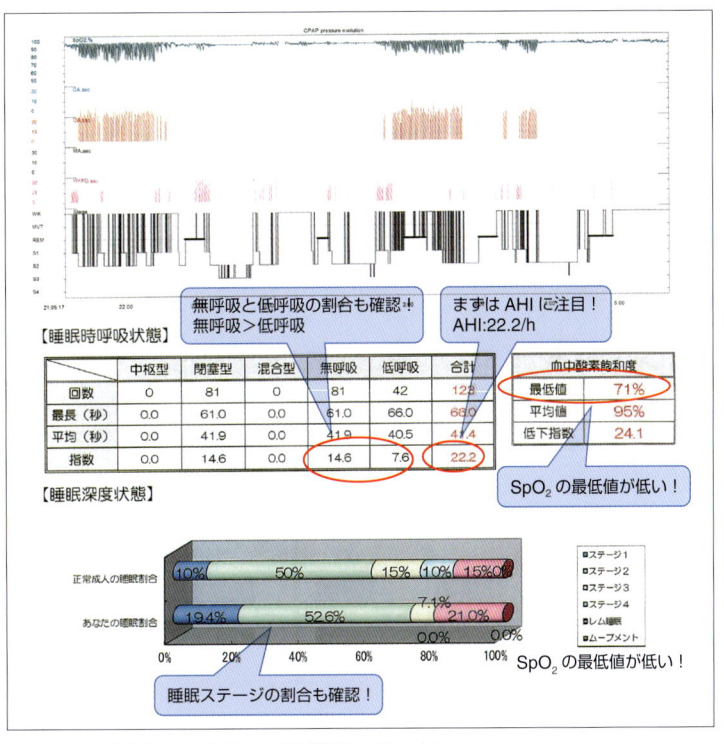

図10 症例4の睡眠・呼吸状態のサマリー

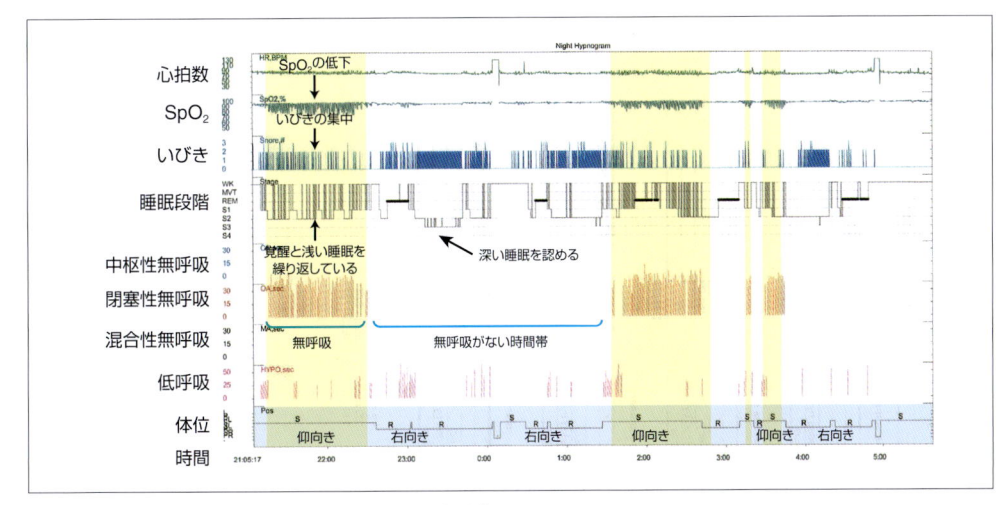

図11 症例4のPSG検査サマリーの全体像

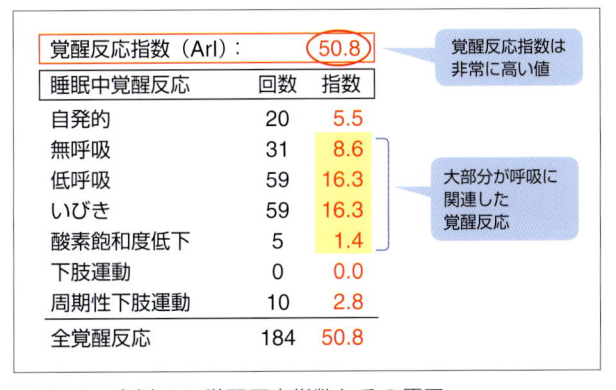

図12 症例4の覚醒反応指数とその原因

3 簡易検査結果の解読

OSASを診断するためには，前述のPSG検査がゴールドスタンダードですが，どの病院でも受けることができる検査ではありません．検査入院が必要となるため，入院施設をもたないクリニックなどでは検査を行うことは不可能です．このような場合には，簡易検査（正式にはタイプ3簡易モニターと言いますが，本書では簡易検査と表記します）が用いられます（図13）．

簡易検査は，患者の自宅でも検査可能であることが最大の特徴です．しかし，脳波をみることができないため"睡眠の状態"は判断できないことが欠点です．また，機器の操作を患者自身にゆだねるため，検査の精度も落ちます．ここでは，実際のOSAS患者サマリーを紹介しながら解説していきます（図14）．

RDI（Respiratory Disturbance Index）とは呼吸障害指数のことで，ほぼAHIと同義として用いられています．図14の患者はRDI ≒ AHI = 13.4回/hであり，軽症のOSASが認められます．機器によっては体位も計測できるものもあり，体位別のRDIも算出可

> RDIは，1時間あたりの無呼吸と，3〜4%以上の酸素飽和度低下を伴う低呼吸の合計回数です．

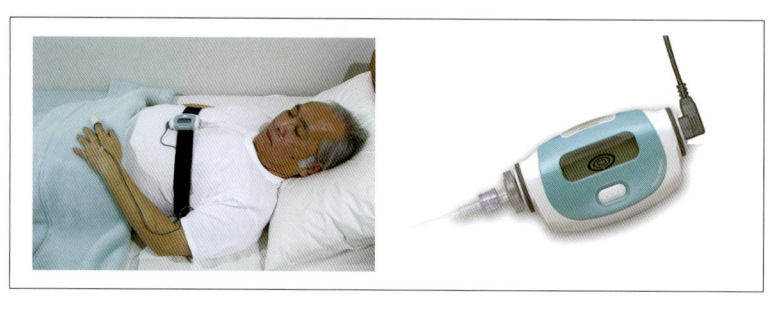

図13　簡易検査
（写真提供：パシフィックメディコ）

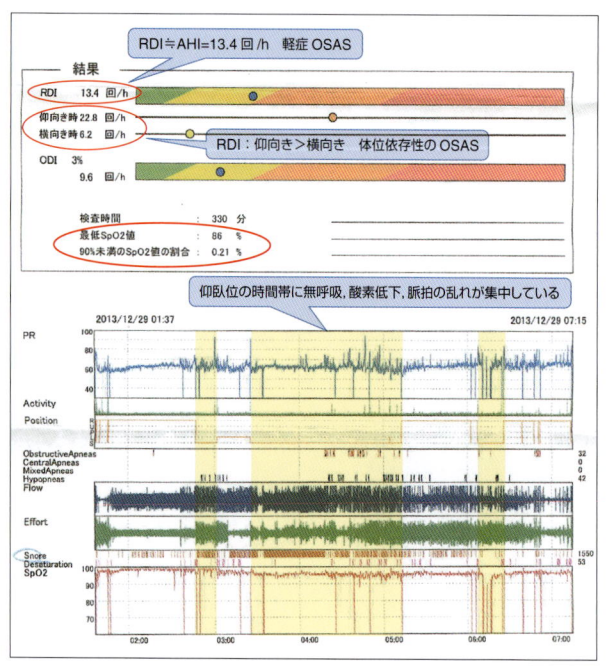

図14　簡易検査の結果のサマリー①

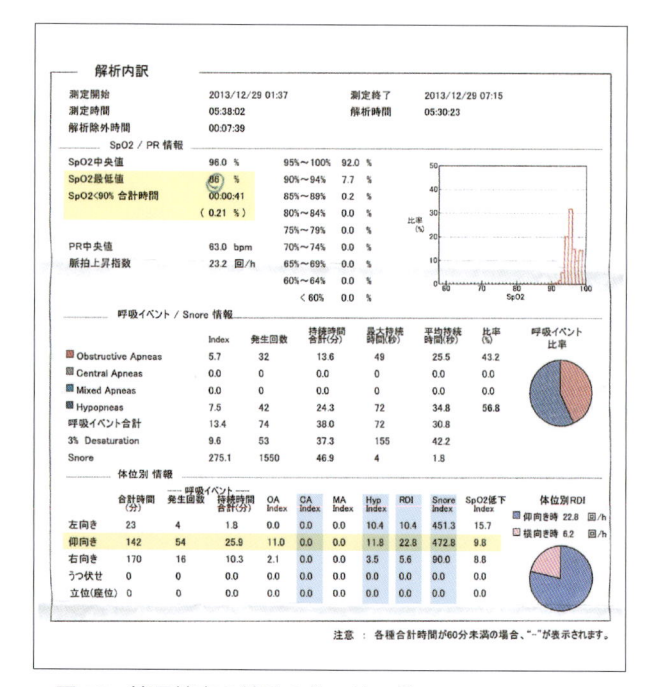

図15　簡易検査の結果のサマリー②

能です．仰臥位 RDI：22.8 回 /h，側臥位 RDI：6.2 回 /h と，仰臥位 RDI のほうが高いため，体位依存性 OSAS ということがわかり，OA の効果が期待できそうです．SpO_2 の最低値：86％，90％未満の SpO_2 値の割合：0.21％であり，呼吸状態としても軽症であるといえます．PR：脈拍数，Activity：体動，Position：体位，ObstructiveApneas：閉塞性無呼吸，CentralApneas：中枢性無呼吸，MixedApneas：混合性無呼吸，Hypopneas：低呼吸，Flow：呼気，Effort：努力性呼吸，Snore：いびき，Desaturation：酸素低下，SpO_2：経皮的動脈血酸素飽和度の全体像もみることができ，仰臥位の時間帯に一致して，無呼吸・低呼吸が生じ，酸素飽和度の低下と脈拍の乱れが確認できます．側臥位では，いびきは生じているものの，酸素低下は伴っていないことがわかります．上記の内容を，数値の上でも確認することができます（**図 15**）．

4 パルスオキシメーター検査結果の解読

　最も簡便な検査方法にパルスオキシメーター検査があります（**図 16**）．クリニックに設置している歯科医院も多いと思いますが，睡眠検査として用いるものは，100 時間近く記録が可能です．経皮的動脈血酸素飽和度センサーを指に装着することで，酸素飽和度と脈拍を記録することができます．簡易検査よりもさらに簡便な検査ですが，その分，精度も落ちます．OSAS の確定診断はできません．スクリーニング検査として位置づけられています．著者らは，OA 作製後に，医科へ治療評価を依頼する前の段階に，効果判定の目安として用いています．実際の OSAS 患者のサマリーを紹介しながら解説していきます（**図 17**）．

> マニキュアを塗っていると，たとえ透明であっても数値が狂うため注意が必要です．

　酸素飽和度低下指数（ODI：Oxygen Desaturation Index）とは，経皮的動脈血酸素飽和度の 1 時間当たりの低下回数のことです．低下の基準は 4％（4％ ODI），3％（3％ ODI）がよく用いられています．AHI と相関があり，AHI：15 回 /h は 4％ ODI：5 回 /h（BMI ＜ 25），10 回 /h（25 ≦ BMI ＜ 30），15 回 /h（BMI ≧ 30），3％ ODI：10 回 /h（BMI

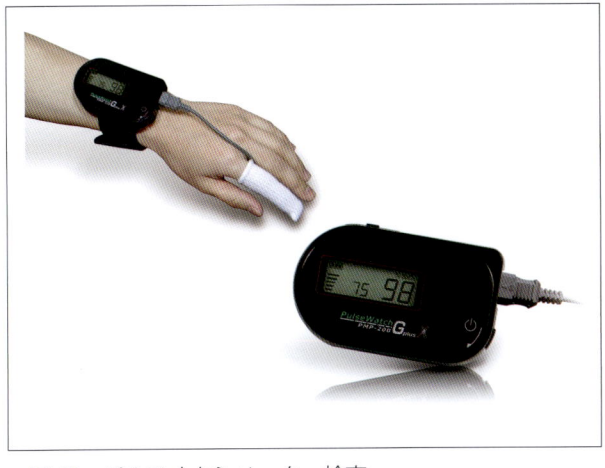

図 16　パルスオキシメーター検査
　　　（写真提供：パシフィックメディコ）

図 17　パルスオキシメーター検査の結果のサマリー①

表3 AHIとODIの関係

AHI：15回/h	BMI＜25	25≦BMI＜30	BMI≧30
	4% ODI：5回/h	4% ODI：10回/h	4% ODI：15回/h
	3% ODI：10回/h	3% ODI：15回/h	3% ODI：15回/h

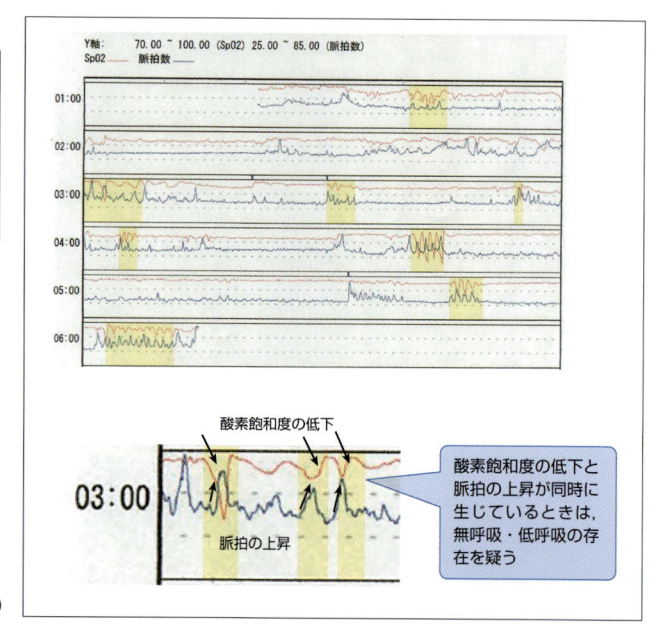

図18 パルスオキシメーター検査のサマリー②（時間経過図）

＜25），15回/h（BMI≧25）に相当すると報告されています（**表3**）．本症例は，BMI：23.5，3% ODI：9.42，4% ODI：7.38でしたので，BMI＜25の基準に照らし合わせると，AHI：15回/hに相当することがわかります．

SpO_2は，平均値，最低値，＜90％の割合を確認することができます．本症例では，SpO_2平均値は95％，最低値は73.6％，＜90％の割合は1.69％となっており，無呼吸による酸素低下が疑われます．

酸素飽和度と脈拍の時間推移を全体像として確認することも重要です（**図18**）．無呼吸・低呼吸のときには，酸素飽和度が低下し，脈拍は上昇するため，**図18**の黄色部分は無呼吸・低呼吸が起こっていることを疑います．このような所見が1時間半周期で生じていると，レム睡眠の時間帯にて無呼吸・低呼吸の状態なっていることが考えられ，OSASを疑います．

このように，波形の詳細な部分をみることができると，パルスオキシメーター検査であっても，かなりの情報を得ることができます．

●文献

1) Chan AS, et al. Dental appliance treatment for obstructive sleep apnea. *Chest*. 2007；**132**(2)：693-699.
2) Ng AT, et al. Oropharyngeal collapse predicts treatment response with oral appliance therapy in obstructive sleep apnea. *Sleep*. 2006；**29**(5)：666-671.
3) Liu Y, et al. Cephalometric and physiologic predictors of the efficacy of an adjustable oral appliance for treating obstructive sleep apnea. *Am J Orthod Dentofacial Orthop*. 2001；**120**(6)：639-647.
4) Hoekema A, et al. Predictors of obstructive sleep apnea-hypopnea treatment outcome. *J Dent Res*. 2007；**86**(12)：1181-1186.
5) Tsuiki S, et al. Effects of an anteriorly titrated mandibular position on awake airway and obstructive sleep apnea severity. *Am J Orthod Dentofacial Orthop*. 2004；**125**(5)：548-555.
6) 高田佳之ほか．睡眠時無呼吸症候群の治療と口腔内装置の役割－医科の立場から．口歯医学会誌．2006；**25**：21-26.
7) Esaki K, et al. Treatment of sleep apnea with a new separated type of dental appliance (mandibular advancing positioner). *Kurume Med J*. 1997；**44**(4)：315-319.
8) Almeida FR, et al. Effect of a titration polysomnogram on treatment success with a mandibular repositioning appliance. *J Clin Sleep Med*. 2009；**5**(3)：198-204.

Step 3 口腔内装置の治療

　OSASに対する口腔内装置治療は世界中で行われており，装置の形態もさまざまな種類が存在します（**図1**）．上下が一体型になっているものから，分離しているもの，下顎の前方移動量がスクリューなどで調整できるもの，舌を前方へ牽引するものまで多種多様です．複雑な装置では，技工料が非常に高いものもあります．

　日本では，歯科保険の点数が決まっているため，保険医療の範囲で作製するとなると，高い技工料を支払うことができないため，おのずと装置は限定されます．

　口腔内装置の要件は，以下の3つです（**表1**）．
① 下顎を前方に移動させること
② 開口を制限すること
③ 患者に合わせて下顎の前方移動量を調整すること

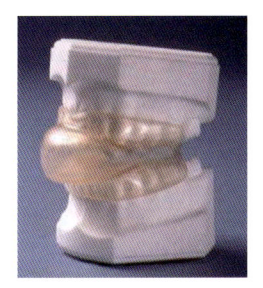

図1 さまざまな口腔内装置

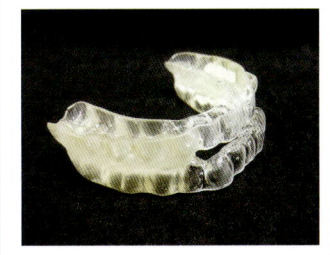

下顎前方移動型（MAD）
　上下一体型（1ピースタイプ）
　上下分離型（2ピースタイプ）

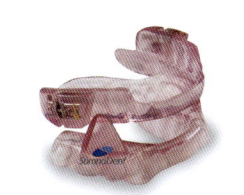

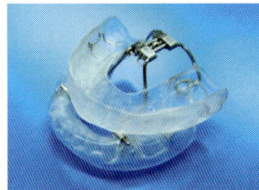

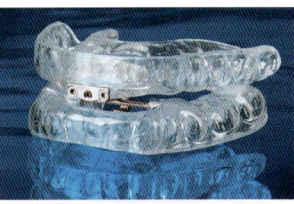

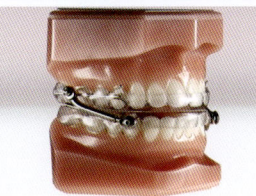

舌前方保持型（TRD）

表1 口腔内装置の要件

❶ 下顎を前方に移動させること
❷ 開口を制限すること
❸ 患者に合わせて下顎の前方移動量を調整すること

この3つの要件が備わっていれば，保険診療の範囲でも十分効果する口腔内装置治療を行うことが可能です．このStepでは，著者らが普段，保険診療で行っている1ピースタイプ（上下一体型）の下顎前方移動型（Mandibular Advancement Device：MAD）の口腔内装置治療について，紹介・解説していきます．

1　OAの適応症

　このStepでは，いよいよ実際に口腔内装置（OA：Oral Appliance）の治療について解説していきます．「印象」「技工」「装着」と進めたいところですが，その前に，まずはOAの適応症について解説します．

　適応症を知ることは大切です．「すべての症例でOAが効くわけではない」ことは前述の通りで，実際には効く症例と，効かない症例がいます．目の前の患者が，効きやすいか，効きにくいかを知り，治療を始める前に説明しておくことが重要です．

1）OAの適応症

　OA適応症に関する，今までの報告[1～7]を**表2**にまとめました．

　また，それ以外に適応症をみる簡便な方法として，いびき音テスト（Snoring Sound Test）[8]があります．仰臥位で擬似的にいびきをかかせながら下顎を前方移動させ，いびき音が消失すればOAによる治療効果が期待できると言われています．ただし，随意的にいびきをかけない患者も多いため，検査が施行できない場合もあります．

　筆者らは，OAの治療効果予測を目的に，内視鏡検査にて上気道を評価しています．患者にチェア上で仰臥位の姿勢をとってもらい，鼻から内視鏡を挿入し，上気道を観察します．このときに，OAを装着した状態を想定し，下顎を前方移動させ，気道の開大が認められれば，OAの治療効果が高いと判断しています[9,10]．適応症の診断の他にも，下顎の前方移動量の設定や，患者へのOSAS病態説明などにも利用しています．詳しくは，P77，コラム⑨OA診療における内視鏡検査の有用性を参照してください．

　治療の予知性を高めることは，質の高い臨床を行う上で重要であり，われわれ歯科医師はOAの適応症について知る必要があります．

2）OAとCPAPの比較

　OAが効きやすい患者の傾向はわかったと思います．では，効きそうにない患者は，どうすればよいのでしょうか？

　「OAが適応かどうか？」も歯科医師としては大切ですが，さらに重要なことは，「この患者に一番良い治療は何か？」を考えることです．ときには，OA以外の治療法を勧めることも必要です．OSAS治療として一番よく用いられる，医科で行う経鼻的持続陽圧呼吸療法（Continuous Positive Airway Pressure：CPAP）治療とOA治療の特徴の比較を，**図2**に示します．それぞれの治療法の利点と欠点を考慮した上で，患者に一番適している治療法を選択しましょう．

　治療の効果の面からはCPAPが，治療の継続性の面からはOAが優れていると言えます．

表2 OAの適応症

	効きやすい	効きにくい
基本情報		
性別	女性	男性
年齢	若い	高齢
体格	痩せ型	肥満型
頸部周囲長	短い	長い
PSG所見		
AHI	低い（軽症OSAS）	高い（重症OSAS）
睡眠時の体位	仰臥位依存性OSAS	側臥位でもOSASになる
セファロ所見		
軟口蓋の長さ	短い（口蓋垂が短い）	長い
軟口蓋と咽頭後壁の距離	大きい（気道径が大きい）	小さい
下顎下縁平面と舌骨間の距離	短い	長い（舌骨が低い位置にある）
ANB	大きい（小顎）	小さい
SNB	小さい（小顎）	大きい
CPAP所見		
CPAP圧	圧が低い	圧が高い

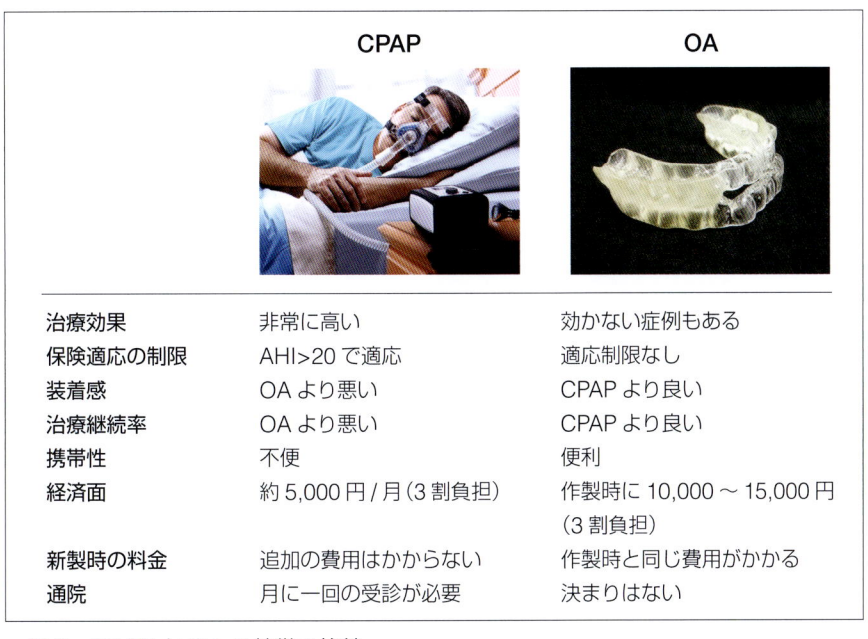

	CPAP	OA
治療効果	非常に高い	効かない症例もある
保険適応の制限	AHI>20で適応	適応制限なし
装着感	OAより悪い	CPAPより良い
治療継続率	OAより悪い	CPAPより良い
携帯性	不便	便利
経済面	約5,000円/月（3割負担）	作製時に10,000〜15,000円（3割負担）
新製時の料金	追加の費用はかからない	作製時と同じ費用がかかる
通院	月に一回の受診が必要	決まりはない

図2 CPAPとOAの特徴の比較

また，OAとCPAP両方にいえることですが，治療を継続する，つまり装置を装着し続けるためには患者本人の頑張りが必要です．そういった意味から，治療の継続性はOSAS治療にとって非常に重要な意味をもちます．また，OSASの治療法を選択する際に，"CPAP or OA"のどちらかの二者択一にするのではなく，普段はCPAPで外泊時にはOAといった"CPAP and OA"の併用療法を考慮することも有用です．

2 口腔内の診査

　Step1ではOSASのリスク因子に関わる口腔内診査の方法について述べましたが，今回は，OAを適応・作製するという視点での口腔内診査の方法について解説していきます．

1）OA適応可能な口腔内環境かどうか

　以下の項目について診査します．

（1）残存歯の本数

　残存歯数が少ない症例では，OA装着時の歯への負担が大きくなります．特に，臼歯部が欠損している症例では適応が難しくなります．

（2）歯周病の程度

　歯周病が進行した状態だと，OAの適応が難しくなります．OA装着時，前歯部は負荷がかかりませんが，臼歯部には負荷がかかります．歯周検査などで，歯周ポケットの深さや，動揺度を評価します．また，歯周病の評価のためパノラマX線撮影を行うことも有効です（**図3**）．

（3）顎関節

　OA作製前に，クリック・クレピタスの有無，開口量，咬筋・側頭筋の筋痛の有無など，一般的な顎関節症の診査を行います．OAは下顎前方位をとっており，顎関節症の治療に

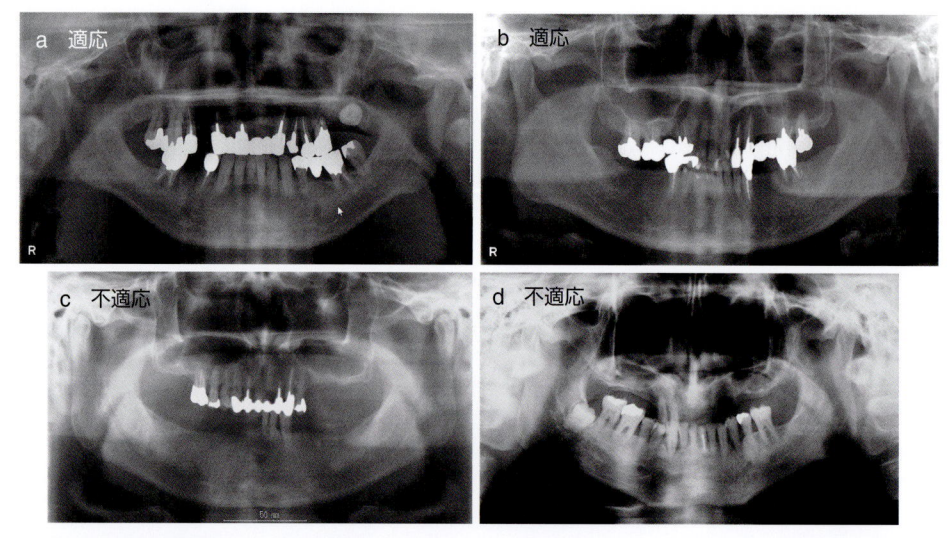

図3 OSAS患者のパノラマ所見
　a：臼歯部欠損があるも，残存歯の動揺は認められないため，OAを適応した症例
　b：臼歯部欠損，6⏌の歯根膜炎を認めるも，ほかの歯の骨植が良好なため，6⏌の治療後にOAを適応した症例
　c：下顎の残存歯が少なく，かつ歯周病の進行により残存歯の動揺を認めたため，OAが適応できなかった症例
　d：上顎の多数歯欠損，下顎の全顎的歯周病のため，OAが適応できなかった症例

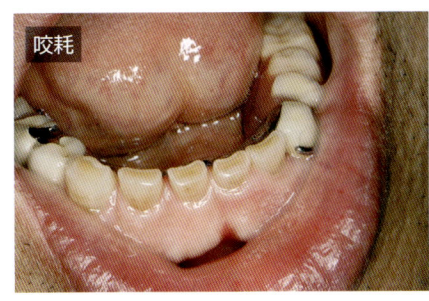

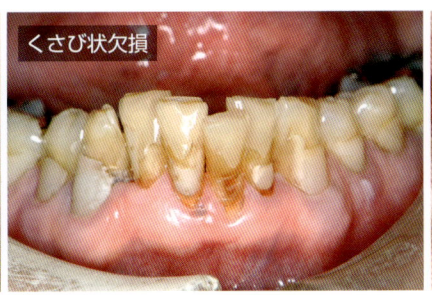

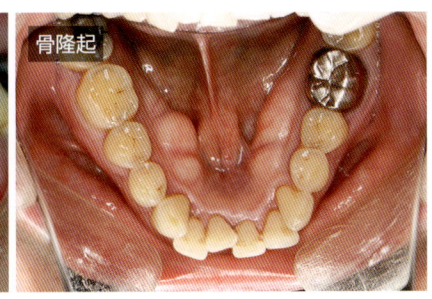

図4 睡眠時ブラキシズムを疑う口腔内所見

用いられる前方整位型スプリントと同様の形態ですので，顎関節症の患者への適応は禁忌ではありませんが，注意が必要です．

特に，非復位性関節円板転位型の顎関節症では，症状が悪化する可能性がきわめて高いため，適応の際は慎重に行う必要があります（P89，Q3：顎関節症の患者にもOAは適応できますか？参照）．

2）OA装着による副作用出現のリスク因子

（1）ブラキシズムの有無

上下顎がOAによって固定された状態で睡眠時ブラキシズムが起こると，咀嚼筋や顎関節の症状が著明に出現することがあります（P89，Q4：睡眠時ブラキシズムの患者にもOAは適応できますか？参照）．咬耗，くさび状欠損，上下顎骨の骨隆起などが認められると，睡眠時ブラキシズムの存在を疑い，そのような症例ではOA装着による副作用の出現頻度が高いことを事前に説明しておきます（図4）．

（2）不良補綴物の有無

OAの着脱動作により，不良補綴物が脱離することがあります．特に，接着ブリッジや鳩尾形態が不十分な小臼歯インレーなどは脱離しやすいため，その部位に関してはOA維持力を弱めて作製する必要があります．

（3）咬合の安定性

OAは，睡眠中に下顎を前方へ保持しつづけているため，起床時に外した直後は，下顎が前方に変位することがあります．咬合が安定している症例では，日中の咬合・咀嚼動作で元の咬合位に戻りますが，もともと咬合が不安定な症例（咬合位が定まらずにどこででも咬合可能な症例，矯正治療などにより咬合が不安定な症例，臼歯部の咬合支持が少ない症例など）では，下顎が前方へ変位し，咬合が非可逆的に変化することがあります．多くの場合は，自覚なく，日常生活に困らない程度ですが，OA治療を始める前にリスクについて十分に説明しておく必要があります．

3　OAの技工操作

　OAの作製手順を**図5**に示します．
　ここでは，上下それぞれのマウスピースをスプリント，上下が固定されたものをOAと名称を定義します．

1）作業用模型の作製

　まずは，模型を作製し，上下のスプリントをエルコプレス等のスプリント形成器で作製します．ブラキシズムやホワイトニング用マウスピースと大きく異なる点は，上下が固定され，下顎が後方へ下がろうとする「力」が，OAを介して歯にかかることです．
　もし，何の前処理も行わず作製すると，きつくなりすぎてしまい，必ず歯の症状（歯根膜炎）が生じ，OAの使用は困難になります．しかし，緩すぎるOAは，装着中にすぐに外れてしまい，全く効果がなくなります．きつすぎずに外れないOAを作製する必要があり，そのためにリリーフとブロックアウトという2つの前処理を模型に行います．

2）模型のリリーフ

　OAを装着すると，前方移動している下顎の後方へ戻ろうとする力が，OAを介して上下顎の歯にかかります．上顎の歯には後方に，下顎の歯には前方に向けて力がかかります（**図6**）．OAにかかる力の方向を考慮しながら歯列全体に分散させることを目的に，エルコガムなどのユーティリティーワックスを用いてリリーフを行います．
　上下顎ともに前歯部には直接的に力がかかります．特に中切歯，側切歯は単根であるため，少しでも力がかかるとすぐに歯根膜炎になります．そのため，上下顎とも，中切歯，側切歯を**図7**のようにリリーフし，力を小臼歯・大臼歯部へ分散させます．ただし，骨支持が少ない歯に関しては，臼歯部であってもリリーフを行います．

3）模型のブロックアウト

　OAが外れないように，適度にアンダーカットをつかむようにブロックアウトします．リリーフと同じく，エルコガムなどのユーティリティーワックスを用いて行います．**図8**のように，装着中にOAにかかる外れようとする力は，下顎の開口運動を考慮すると，

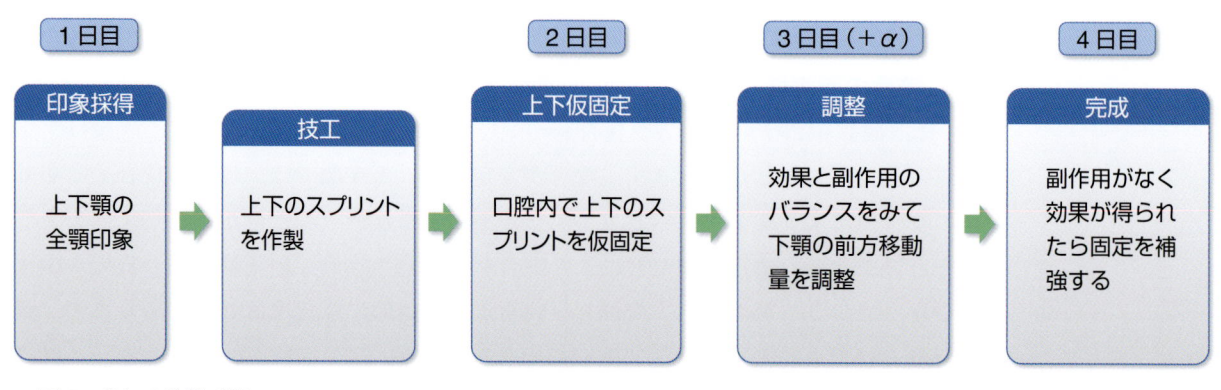

1日目		2日目	3日目（+α）	4日目
印象採得	技工	上下仮固定	調整	完成
上下顎の全顎印象	上下のスプリントを作製	口腔内で上下のスプリントを仮固定	効果と副作用のバランスをみて下顎の前方移動量を調整	副作用がなく効果が得られたら固定を補強する

図5　OAの作製手順

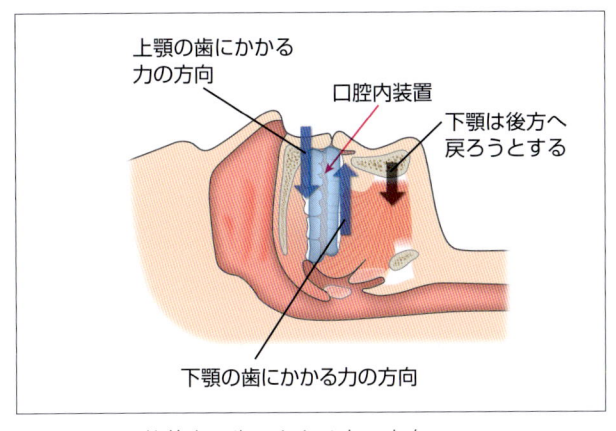

図6　OA装着中に歯にかかる力の方向

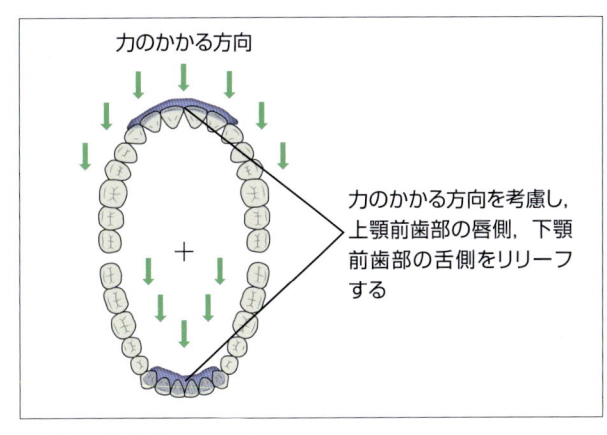

図7　模型のリリーフ

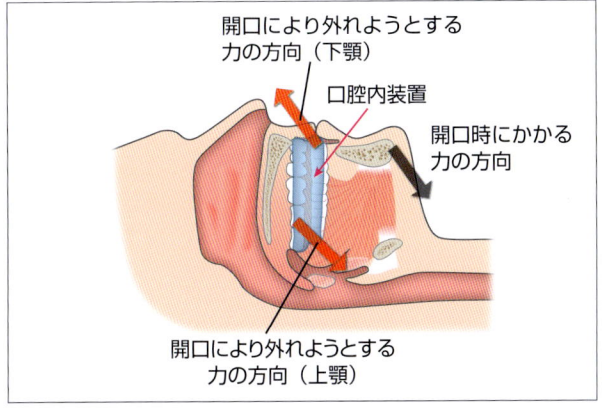

図8　開口時に歯にかかる力の方向

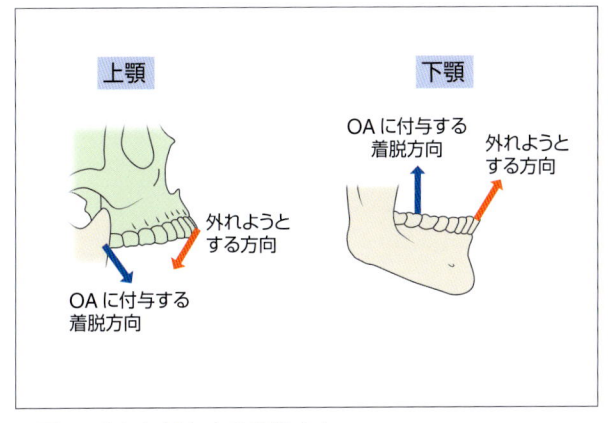

図9　OAに付与する着脱方向

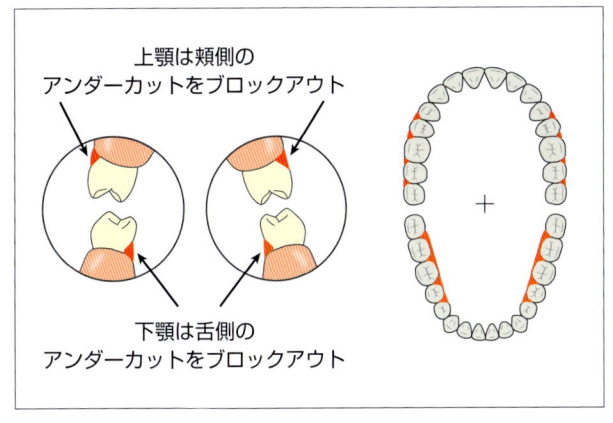

図10　模型のブロックアウト

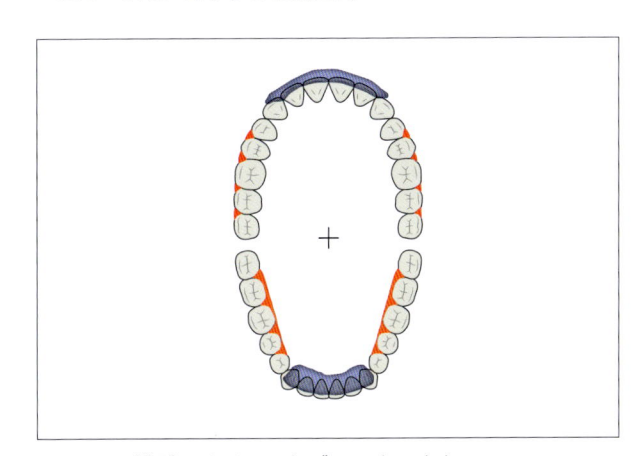

図11　模型のリリーフとブロックアウト

　上顎は後下方の方向，下顎は前上方の方向になります．

　図9のように，外れようとする赤色方向に対して抵抗するよう，OAの着脱方向を青色方向に規定します．

　頰舌側的には，歯軸を考慮して，アンダーカットを掴みすぎないようにブロックアウトを行います．図10のように，上顎は 7〜4|4〜7 の頰側を，下顎は 7〜4|4〜7 の舌側のアンダーカットをブロックアウトします．

　リリーフ（青色）とブロックアウト（赤色）を合わせると図11のようになります．

63

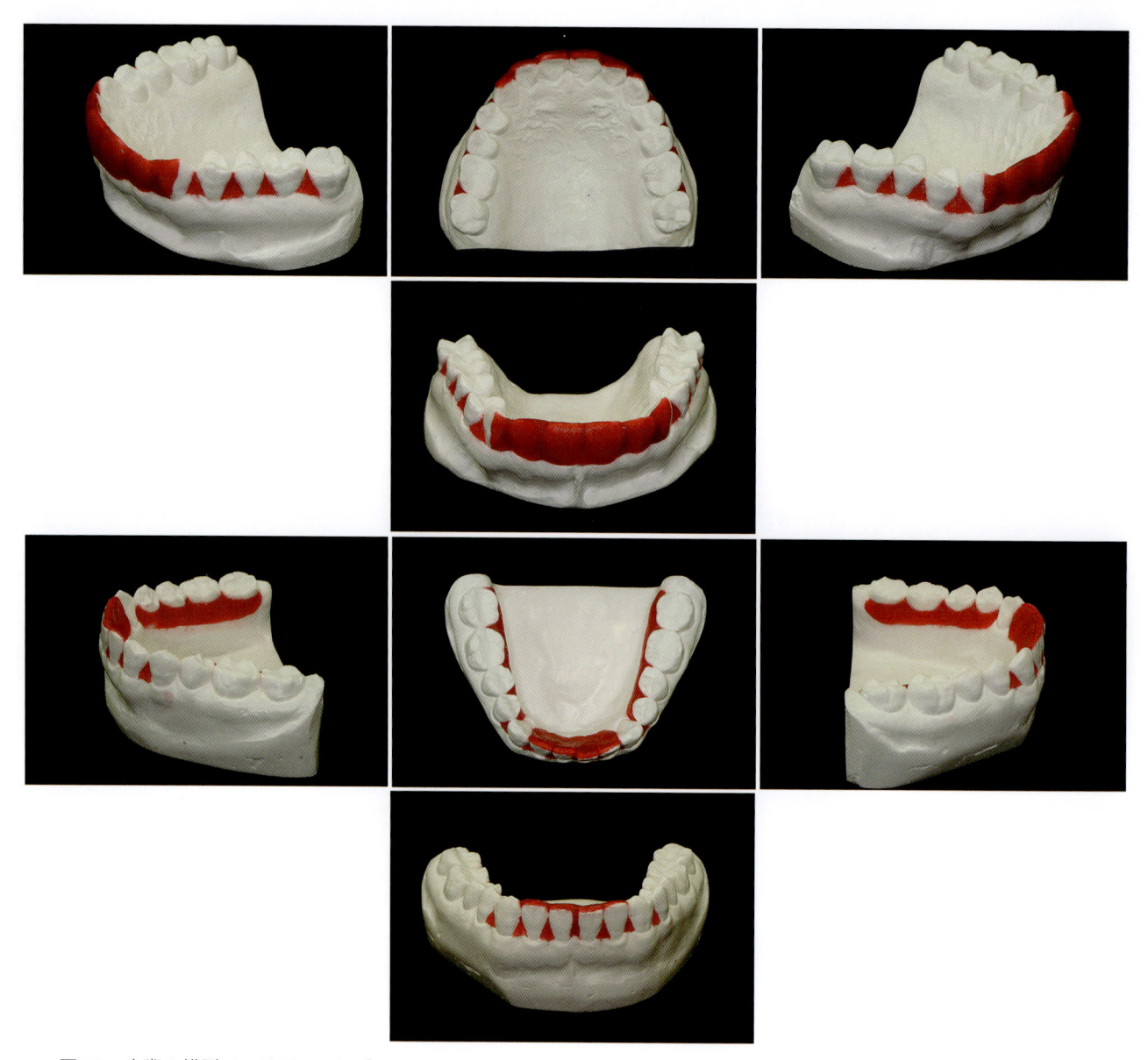

図12 実際の模型でのリリーフとブロックアウト

> 上下顎前歯の先端も少しリリーフしておくことがポイントです．

> ハイブリッドタイプを使用する際には，内面がソフト素材になっているため，模型のブロックアウト量を少なく設定します．

図12は，実際にリリーフとブロックアウトを行った模型です．通常は透明のエルコガムを使用しますが，今回はわかりやすいようにユーティリティーワックスを用いています．

4）シートの圧接

次に，スプリント形成器を用いて，シートを模型に圧接します．筆者らはERKODENT社のエルコフォーム3Dを使用しています（**図13**）．シートもさまざまな種類がありますが，ハードタイプの2mm，ハイブリッドタイプ（外側がハード，内側がソフトのハイブリット素材）の2mmを主に使用しています．

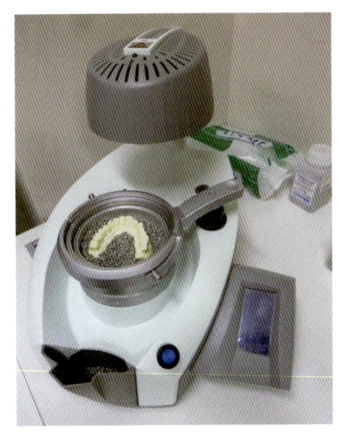

図13 エルコフォーム 3D

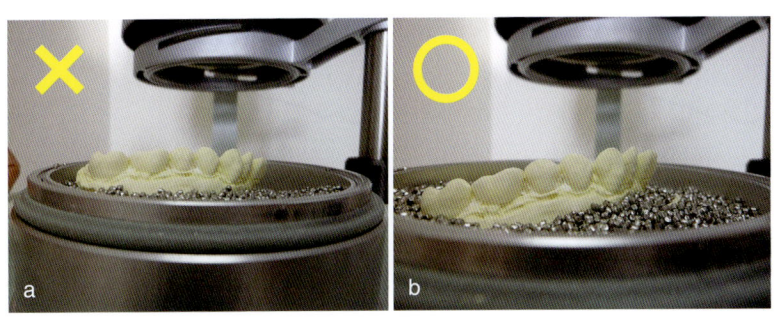

図14 模型設置の例
a：悪い例．前歯の唇側にアンダーカットが生じており，圧接すると同部のスプリントが薄くなってしまい，強度が落ちる
b：良い例．圧接方向に対して，アンダーカットが少なくなるように模型を設置する

　スプリント形成器に模型を設置する時の注意点です．**図14**のように，圧接方向である垂直方向からみて，模型のアンダーカットが少なくなるように設置します．

5）スプリントの切り出し

　カーバイドバーやフィッシャーバーなどを用いて，スプリントを切り出していきます．この際に，前歯部はリリーフしているので，歯頸部のラインよりスプリントの床縁を短く設定します．臼歯部に関しては，維持に関わるため，床縁は歯頸部のライン上に設定します．切り出した後は，スプリントの辺縁をペーパーコーンやシリコンポイントなどで研磨します．

6）スプリントの維持力・着脱方向の確認

　スプリントを模型に戻し，先ほど解説した着脱方向での維持がとれているか確認し，必要でしたら微調整を行います．維持力を弱める場合には，スプリント内面の歯間相当部を一層削合する，または床縁を短くすることで調整します．このとき，少しきつめに設定することがポイントです．チェアサイドでは，緩める調整は削合することで簡単に行えますが，きつくする調整はユニファストを築造するなどが必要となり，時間と手間がかかります．

図15は完成した上下スプリントの写真です．技工所に出す場合には，付録の技工指示書の例（P100）を参考にしてください．

7）スプリント設計の具体例

実際の症例での，スプリントの設計例を示します（**図16，17**）．

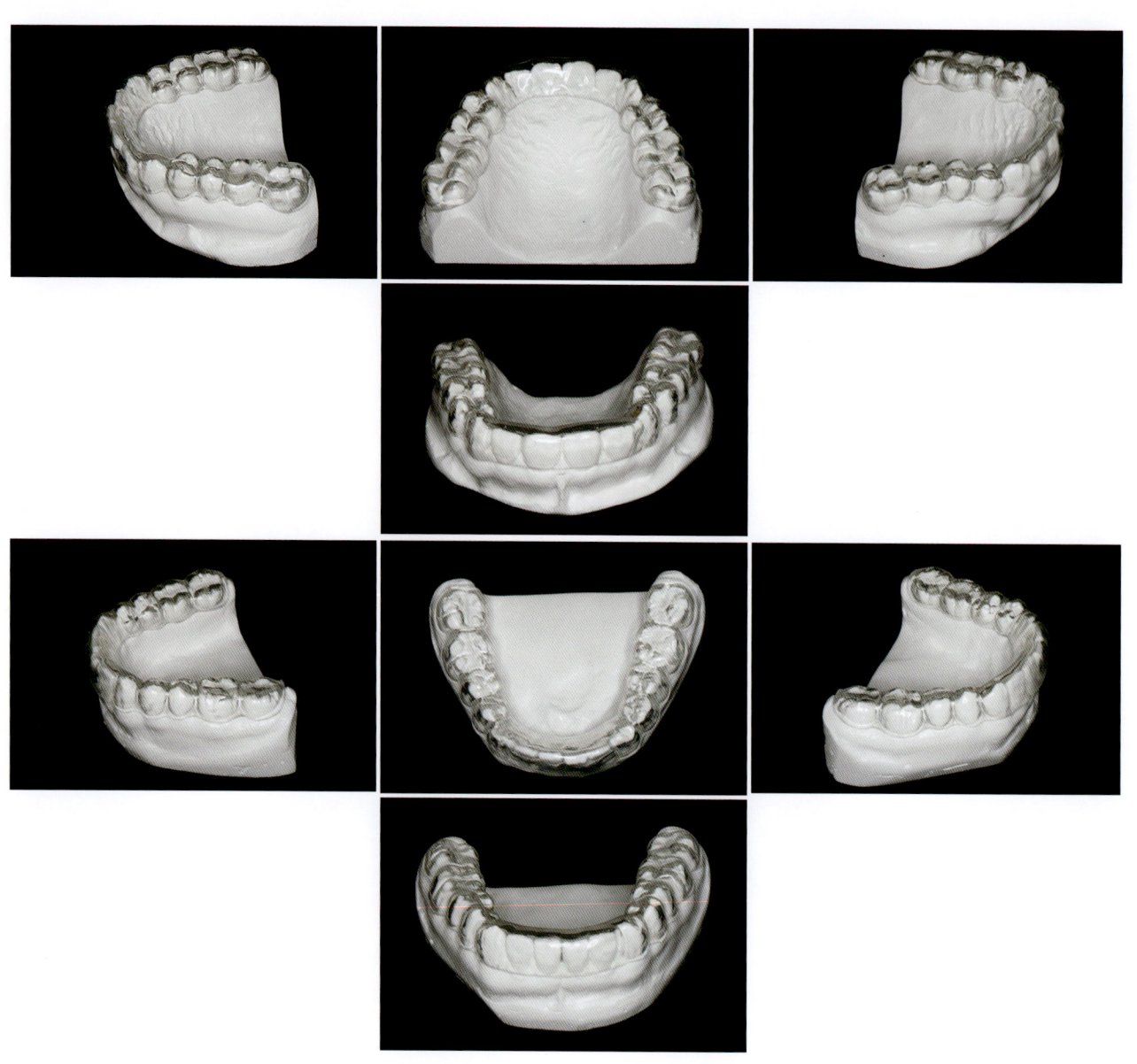

図15　完成した上下スプリント

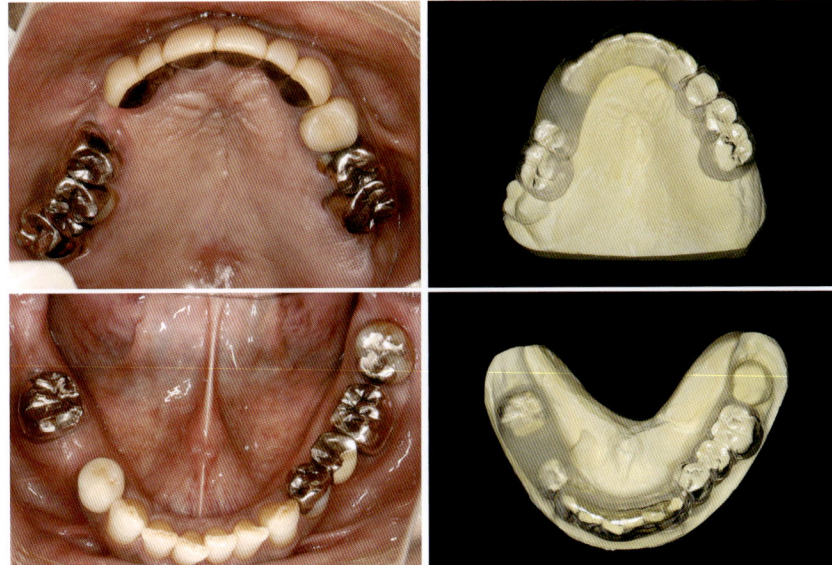

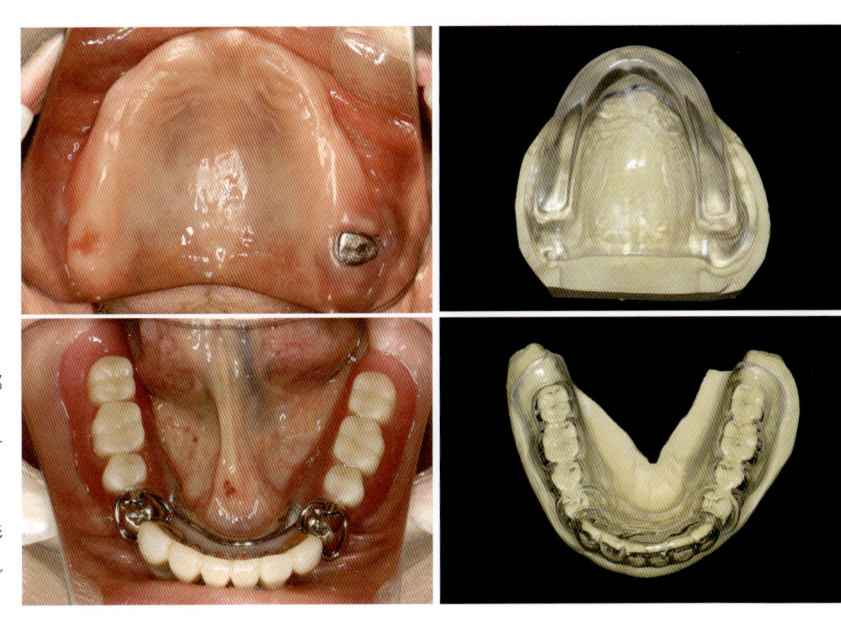

図16 症例1：少数歯欠損の症例

上下顎とも，それぞれ1歯欠損の状態．少数歯の欠損であり，残存歯の状態が良ければ，全歯列を覆う形態のスプリントを設計．その際，欠損部はユニファストなどで埋めておくことが，スプリントの変形・歪みを防止する上で有効である

図17 症例2：上顎；総義歯，下顎；部分床義歯の症例

上顎は吸着で維持を求めるように設計し，下顎は部分床義歯の上から覆うようスプリントを設計．上顎のスプリントは，総義歯作製と同じように印象時に筋圧形成を行うことにより良好な吸着が得られる

表3　OA作製の手順

1. 試適
2. 上下スプリントの固定
3. 維持の調整
4. 患者への着脱指導
5. 使用上の注意点を説明

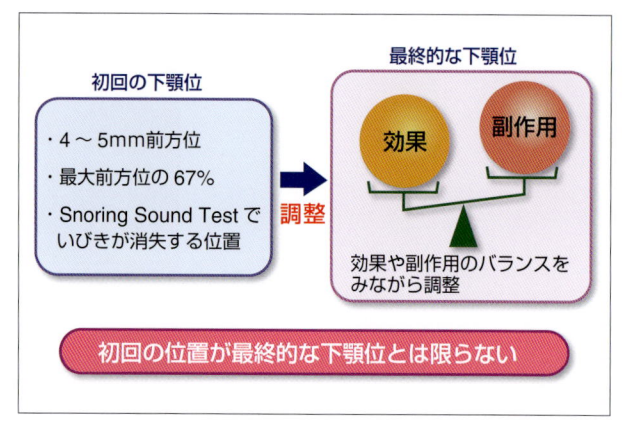

図18　下顎位の決定方法

初回の下顎位
- 4～5mm前方位
- 最大前方位の67％
- Snoring Sound Testでいびきが消失する位置

調整 → 最終的な下顎位（効果／副作用）
効果や副作用のバランスをみながら調整

初回の位置が最終的な下顎位とは限らない

4　OAの装着

　口腔内装置の装着（セット）は**表3**の手順で行います．

1) 試適

　上下スプリントをそれぞれ試適します．このとき，あまりにきつい場合には，技工の項で述べた方法で調整します．ゆるい場合については，上下のスプリントを固定すると着脱方向が規定され固定後にきつくなることがありますので，ここでは調整はしません．

> OA試適の際には，頬粘膜をはさみやすい（特に上顎大臼歯部の頬側）ため，頬粘膜を圧排しながら試適することがポイントです．

2) 上下スプリントの固定

　OA治療において，固定位置の決定が最も重要です．OAの効果があるか？　副作用が出るか？　はすべてこの工程で決まりますので，個々の患者に適した位置で固定する必要があります．

　固定位置については，下顎を前に出せば出すほど効果が出ますが，そのぶん，顎や歯への負担は大きくなります．効果する位置と，これ以上出すと副作用が出る閾値量は，患者によって異なりますので，一概に，5mm出せばよい，最大前方移動量の60～70％出せばよい，と決めることはできません．大切なことは，初期固定後にも調整すること（下顎位のタイトレーション）を前提とした，「仮の位置」で固定するという考えです（**図18**）．後に調整を行うのであれば，最初に固定する位置はどこでも良い，ということになります（P94，Q10：OAの下顎前方移動量は，どうやって決めるのですか？参照）．

　本書では，下顎の最大前方移動量の70％の位置で初期固定する方法について紹介します．まずは，下顎の前方移動量を計測します．ここでは，ノギスを少し改良したものを使用します（**図19**）．上下のスプリントを装着した状態で，下顎の最後方位（A）と最大前

> 仮固定は，切り離しやすいように，頬側のみに止めておくことがポイントです．

図19 下顎の前方移動量を測定するためのノギス
　背面にバーなどをつけOver Jetを計測できるように改良したノギスを使用し，下顎前方移動量を測定する

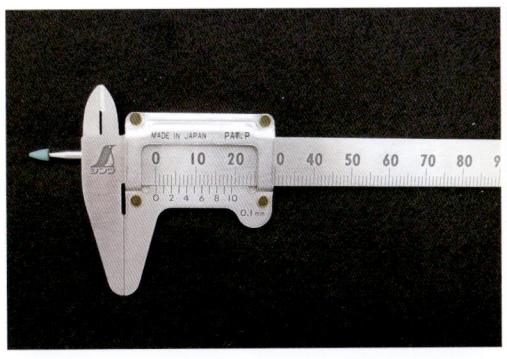

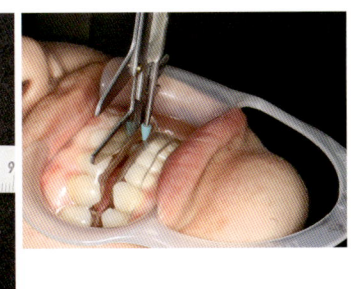

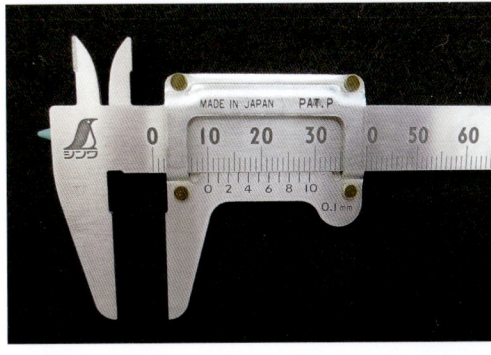

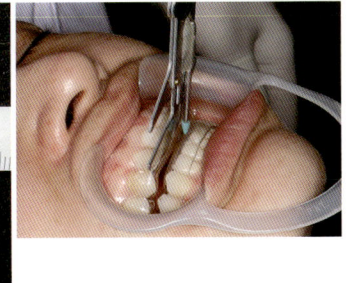

図20 下顎の最後方位の計測
　下顎の最後方位（A）は10mm

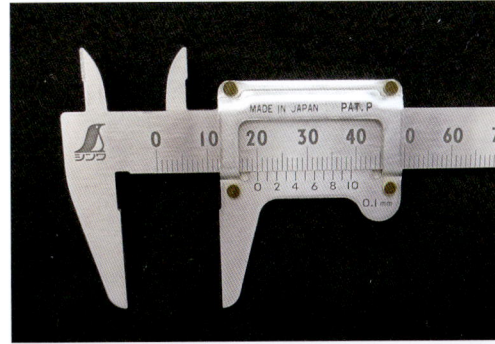

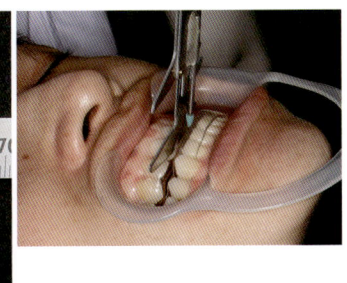

図21 下顎の最大前方位の計測
　下顎の最大前方位（B）は20mm

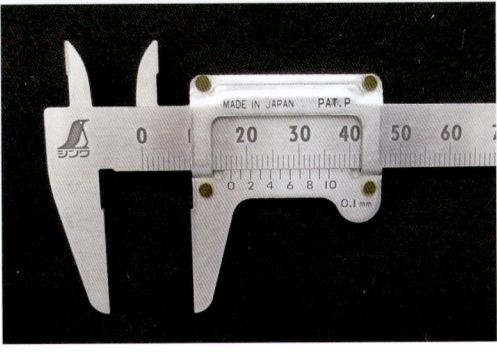

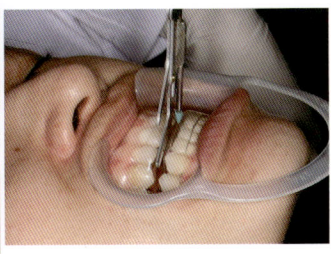

図22 下顎の初期固定位置の設定
　固定位置17mmのところまで下顎を前方へ誘導する

方位（B）との距離をノギスで計測します（**図20，21**）．A＝10mmからB＝20mmなので，最大前方移動量（B－A）は20mm－10mm＝10mmとなります．移動距離は，最大前方移動量10mmの70％である7mmと設定し，最後方位であるA＝10mmに7mmを足した，17mmの位置を固定位置と設定します．17mmの位置でノギスを固定し，その位置まで下顎を前方に出してもらいます（**図22**）．

69

> 固定の際には，患者がスプリントを噛み込まないように，上下スプリントが接触しない程度，少し浮かせて固定することがポイントです．

> このとき，ユニファストの揮発した臭いが不快ですので，アシストがバキュームで臭いを吸引することがポイントです．

　その位置で，患者の下顎を術者が保持し，アシストがユニファストで上下スプリントを固定します（**図23**）．このとき，左右・前後がズレやすいため，印をつけておくことがポイントです．上下の固定が硬化するまで，術者は下顎を保持します．

3）維持の調整

　上下スプリントを固定した後，維持力が弱く，すぐに外れてしまうときには，維持力を上げる調整を行います．口腔内や模型にOAを装着し，臼歯部の頬側の床縁をユニファストで延長すると維持力が上がります（**図24**）．

　歯周病などで歯肉が退縮しアンダーカットが大きすぎると，逆に維持力が上がりすぎてしまうため，注意が必要です．OAの内面にリベースをするようにユニファストを築造すると，OA装着時の咬合が挙上することとなり，結果的に，気道が狭くなり，効果が弱まる原因になるため，リベースは通常行いません．

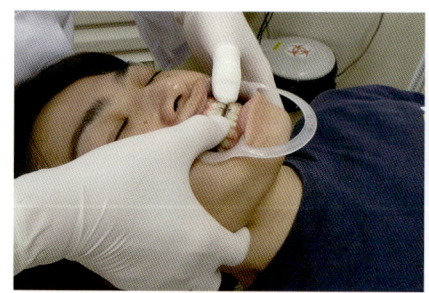

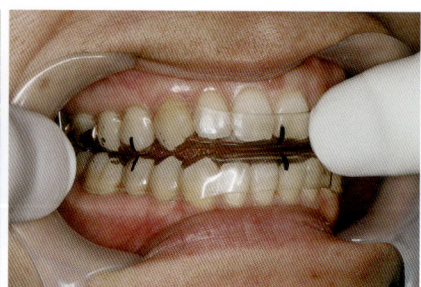

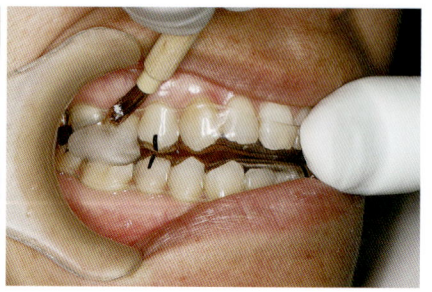

図23　上下スプリントの固定
　術者は下顎を保持し，アシストがユニファストで固定する

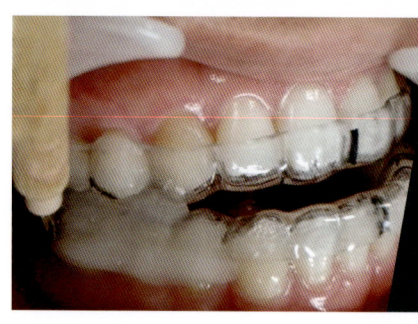

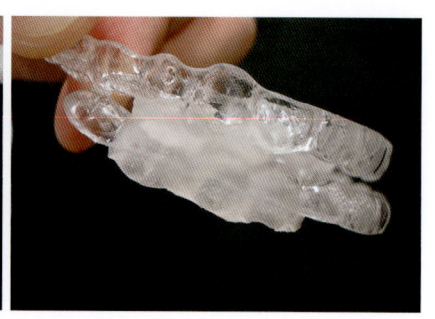

図24　維持力を上げる調整
　臼歯部の頬側の床縁をユニファストで延長する

4）患者への着脱指導

　OAを実際に使用するときには，患者自身で着脱を行う必要があります．着脱方法について説明し，実際にチェア上で患者自身に着脱を行ってもらい，可能であることを確認します．

　装着するときには，まず指で上顎OAを装着します．その後，下顎を前突させ咬むようにして下顎OAを装着します．外すときには，指で下顎OAの辺縁を持って開口することで外します．その後，上顎OAの臼歯部を指で持ち，下方に引っ張り外します（**図25**）．

5）使用上の注意点を説明

　付録の口腔内装置の使用説明書（P101）に沿って，OAの使用上の注意点を説明します．患者に説明する際には，口腔内装置，OAなどの用語を用いると，かえってわかりにくいため，筆者らは「スリープスプリント」という用語を使用しています．

　具体的には以下の3点について説明します．

（1）主作用の確認

　患者によってOSAS症状はそれぞれです．初診時の問診で得られた所見をもとに，個々の患者の症状改善が認められるかどうかを，患者自身に確認してもらいます．具体的には，いびき・無呼吸の改善，眠気の改善，熟睡感が得られる，起床時の頭痛の改善，夜間覚醒の改善，などを確認してもらいます．

（2）副作用の確認

　OAの装着により，さまざまな副作用が出現する可能性があります．個々の患者によって，副作用の種類や程度はさまざまですが，特に装着開始時には高頻度で出現するため，あらかじめ出現の可能性と，その対処方法について十分説明する必要があります．

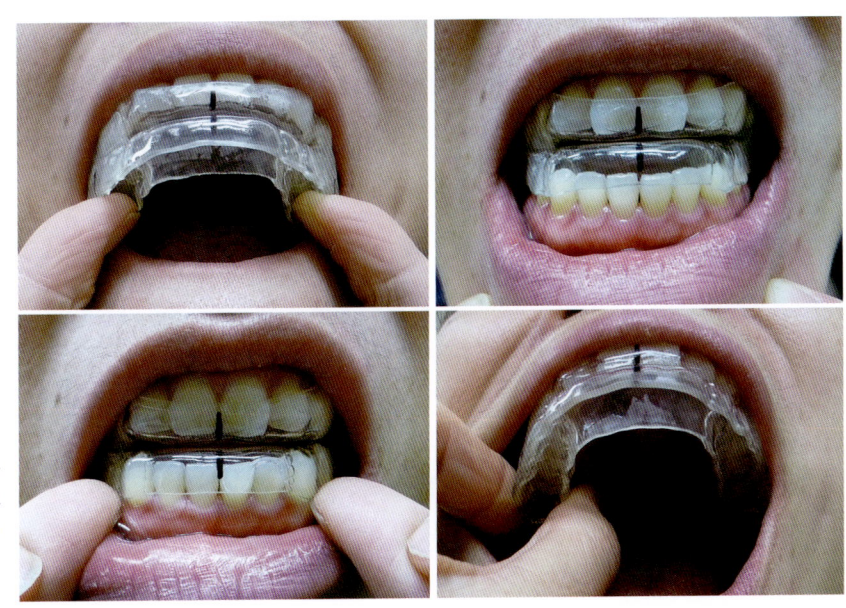

図25 OAの着脱方法
　装着時には，まず上顎OAを指で装着し，下顎OAは咬むように装着する．外す際には，下顎OAの辺縁を指で持ち開口するように行い，上顎OAは臼歯部を指で下方にひっぱるようにして外す

OAを装着すると下顎が前方に誘導されます．下顎は後方へ戻ろうとするため，OAを介して歯牙，咬筋，顎関節に負担がかかります．そのため，歯根膜痛，咬合の変化，咬筋・側頭筋痛，顎関節痛などが生じる可能性があります．程度は，違和感程度から，かなり強い痛みまでさまざまです．歯根膜痛，咬合の変化，咬筋・側頭筋痛などは，通常30分以内，遅くとも午前中には治まる場合がほとんどです．その場合には，その日の夜間も使用を継続していただくように説明します．装着日数が経つにつれて，徐々に軽減していきます．ただし，午後になっても痛みが治まらない場合には，その日の夜間の使用は中止し，痛みが治まるまでOAの使用を中止するように説明します．顎関節痛の場合には，痛みが継続することが多いため要注意です．

（3）清掃と保管方法

　起床時には，かならずOAを外し，歯ブラシを使用して清掃するように説明します．この際，歯磨剤を使用するとOAに細かな傷がつくため控えていただきます．また，お湯につけると変形する恐れがあります．保管に関しては，水につけて保管して，義歯用洗浄剤の使用を推奨しています．

　上記を説明した上で，再診時には主作用と副作用をみながら，OAの下顎前方移動量を調整することを念を押して説明しておくことが重要です．なかには，効果が薄い，副作用がある，など調整が必要な状態にもかかわらず，OAを渡されたので治療は終了であると勘違いし，通院が途絶えてしまう患者がいるため要注意です．

5　OAの調整

　OAの作製において最も重要なことは，OA装着後に，効果と副作用を確認しながら，固定した下顎の位置を再調整することです．このことを，下顎位のタイトレーションといいます．タイトレーションを行わなかった場合には，治療効果が下がる，副作用の出現率が上がる，装着率が低下する，といったことが報告されています[8]．

　OA治療の難しいところは，睡眠中に装着し効果を発揮するため，チェアサイドでは効果も副作用も判断しにくいところにあります．つまり，装着日には効果も副作用もわからないため，一度使用していただき，再診日に問診することで効果と副作用を推察します．

　効果についての問診項目は患者によって異なります．初診時の問診で，個々の患者のOSASに対する主訴，症状を確認しておき，その項目について重点的に問診します．具体的には，いびき・無呼吸の改善，眠気の改善，熟睡感が得られる，起床時の頭痛の改善，夜間覚醒の改善などを指標にします．副作用については，咬合異常，歯の痛み，咬筋・側頭筋痛，顎関節痛，装着の違和感などがあります．それぞれの対処方法について解説していきます．

1）OAの効果が不十分な場合

　OAの上下スプリントを切り離し，下顎をさらに前方に出した状態で再固定を行います．切り離しの作業は，ディスクや細いフィッシャーバーなどを使用します（**図26**）．術者は，

> 切り離す前の固定位置をマジック等で記録しておくと，再固定の際に前方移動量の目安になります．

しっかり患者の下顎を保持し，固定したい位置まで誘導することが重要です．患者にもよりますが，1mm前に出すだけで効果が引き出せる場合もあります（**図 27**）．

2）咬合異常が出現した場合

よくある副作用として，OAを外した直後や，朝食時に，咬み合わせがおかしい，咬めない，などの症状があります．可逆性であることが多く，ほとんどのケースが30分程度で症状は消失します．長期間の使用により，咬合異常を認める症例も報告されており，この場合には歯の移動や，筋のリモデリング，骨性の変化が生じているような非可逆性の変化である可能性があります．前兆があればOA使用を中断し，ほかの治療法（CPAP治療など）に変更することもありますが，多くの場合，患者自身は日常生活に支障を及ぼす程度ではなく，困っていないことがほとんどです．

3）歯の痛みが出現した場合

OA装着時に，局所的に負担がかかっている歯に，一過性の歯根膜炎が生じることがあります．OA装着時には，前方移動している下顎が戻ろうとする力が働くため，上顎前歯部の唇側面，下顎前歯部の舌側面に生じやすく，フィットチェッカーなどで過度に接触している部位を確認します（**図 28**）．OA装着時にかかる力を再現するために，必ず上下とも装着した状態で確認します．該当部位のOA内面をリリーフすると症状は消失します．

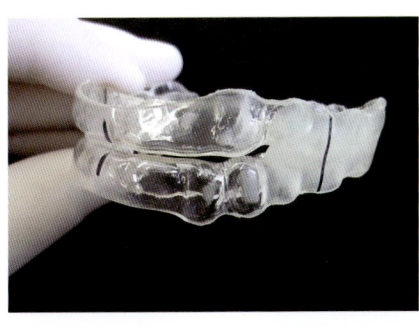

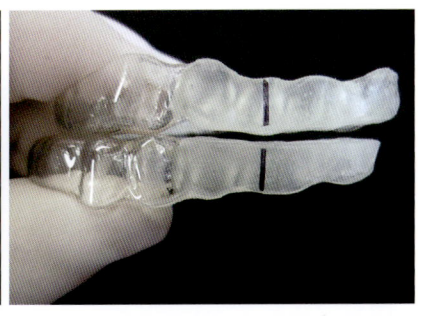

図 26 固定位置の記録と上下切り離し

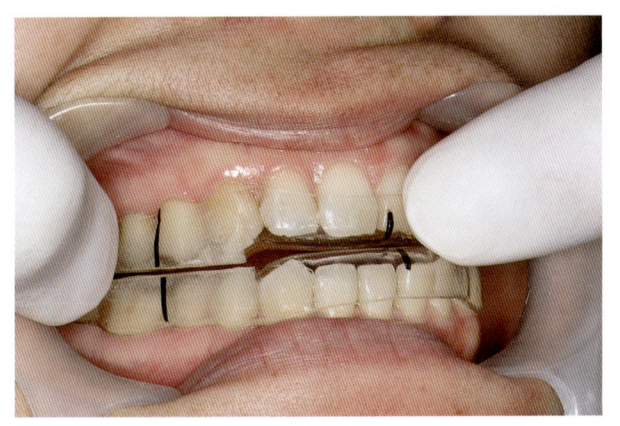

図 27 効果を引き出すためのタイトレーション
元の固定位置より，下顎を1mm前方に出した位置へ誘導し，再固定を行う

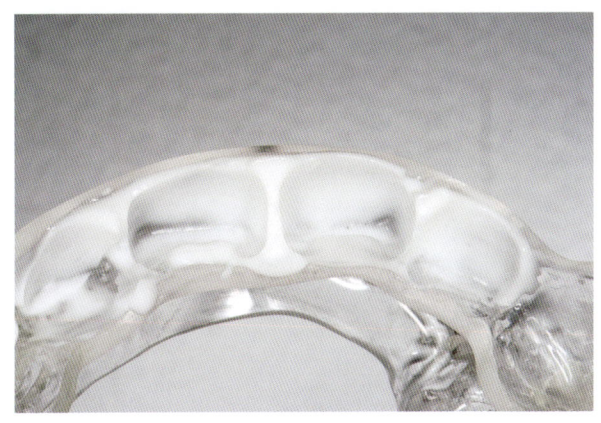

図 28 OA内面の適合性の確認
1|1 の遠心隅角に過接触を認める

4）咬筋痛・側頭筋痛が出現した場合

　OA装着時の下顎の前方移動により，咬筋や側頭筋が引き伸ばされることによって，いわゆる筋肉痛のような鈍痛が生じることがあります．午前中のうちに治まる程度なら慣れていくことが多いため，そのまま使用を継続します．咬筋付近をマッサージすることも効果的です．午後を過ぎても症状が継続する場合には，症状が消失するまでOAの使用は中止し，数日たって症状が消失したら再び装着を開始します．

　それでも症状が継続する場合には，下顎位の調整（タイトレーション）を行います．痛みの出現部位（両側性，片側性）によって調整方法が異なります．

（1）両側性の場合

　上下のスプリントを切り離し，下顎を少し後方に移動させ再固定を行います．誘導の方法，固定の方法に関しては，前述の1）OAの効果が不十分な場合と同様です．移動の程度は患者によって異なりますが，下顎を後方に下げすぎるとOAの効果は弱まるため，1mm程度で経過をみて，副作用の症状が継続するようなら，さらに1mm後方に下げる調整を繰り返します．左右ともに，元の固定位置より下顎を約1mm後方に下げた位置で保持し，再固定を行います．このとき，上下顎の正中は元の固定位置とズレないようにします（**図29**）．

（2）片側性の場合

　片側のみに筋痛が生じる場合もあります．下顎の前方移動量は両側で同じであっても，骨格，筋に左右差があり，片側のみに負担がかかっているときに生じます．症状が出ている患側のみを後方に移動させ再固定を行います．

　図30は，右側に症状が出た場合の調整方法です．左側は副作用の症状が出てないため，元の固定位置のまま再固定します．右側は副作用の症状が出ているため，元の固定位置より下顎を約1mm後方に下げた位置で保持し再固定を行います．正中像は，右側のみを後方に下げているため，下顎が右側のほうに変位した状態になります．

5）顎関節の痛みが出現した場合

　下顎頭が関節円板を圧迫することで生じます．前述の咬筋痛・側頭筋痛とは異なり，徐々に慣れて改善していくケースは少ないため，下顎位のタイトレーションが必要となります．調整の方法は，基本的には咬筋痛・側頭筋痛の調整方法と同じであり，患側を後方に下げて再固定を行います．上下スプリントの隙間を大きく再固定することにより，咬合挙上を行うと症状が改善する場合もあります．

図29　両側性筋痛に対するタイトレーション
　元の固定位置より，下顎を1mm後方に下げた位置へ誘導し，再固定を行う

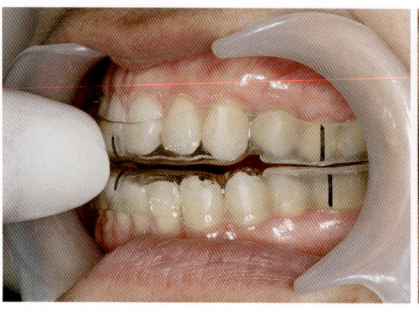

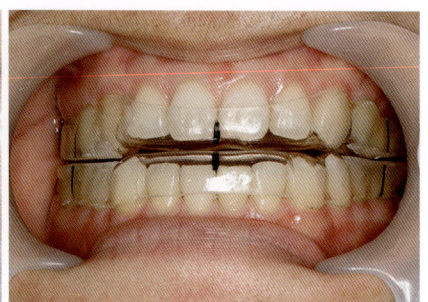

6）装着の違和感が出現した場合

OA自体の異物感により，朝まで装着を続けることが難しい場合があります．しかしながら，徐々に慣れていくことがほとんどです．OA装着の開始直後から，朝までの使用することを強要せずに，短時間から開始し，徐々に装着時間を延ばしていくように指導します．上下顎が固定されていることに窮屈感を感じている場合には，OAの素材をハードタイプからハイブリッドタイプ（外側がハード素材，内面がソフト素材）に変更すると改善する場合があります．

7）副作用の原因に睡眠時ブラキシズムが疑われる場合

上記の対応をしても，副作用が改善しない場合があります．そのようなときには，睡眠時ブラキシズムが原因となっているケースがあります．

睡眠時ブラキシズムを疑う所見は，P61で述べた通りです．OAを装着した状態では，睡眠時ブラキシズムが生じると，いわゆる歯ぎしりの音は出ませんが，上下顎がOAによって固定されているため，歯，咬筋，顎関節に過剰な負荷がかかり，副作用が出現します．これは，上下顎が固定されていることが原因ですので，下顎を後方に下げる調整を行っても改善しない場合があります．その場合に筆者らは，顎間ゴムで下顎を前方牽引する，上下分離型のOAへ変更します（**図31**）．ゴムで牽引しているため，下顎を前方に牽引しな

> 著者らは，硬さハード，内径3mmの矯正用顎間ゴムを左右3〜4本ずつ使用しています．

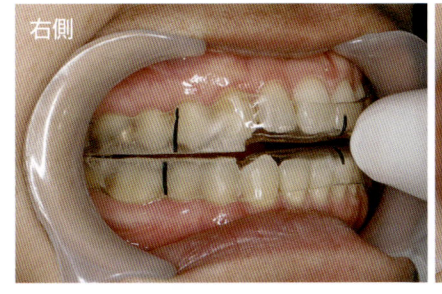

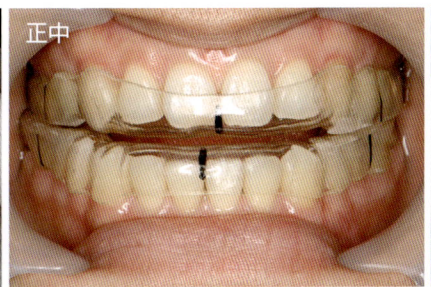

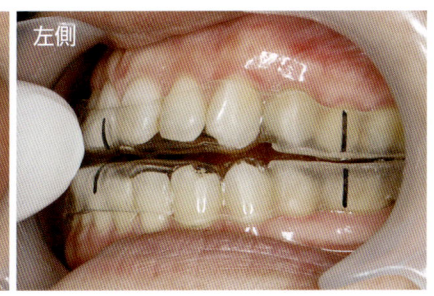

図30 右側筋痛に対するタイトレーション
元の固定位置より，左側はそのままの位置で，右側は下顎を後方へ1mm下げた位置に誘導し，再固定を行う．その際，下顎は右側へ偏位した状態になる

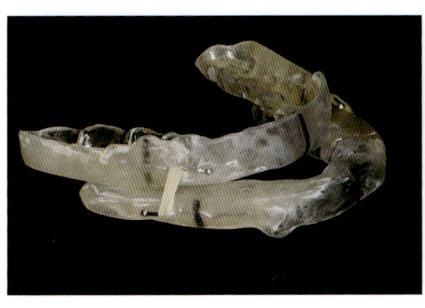

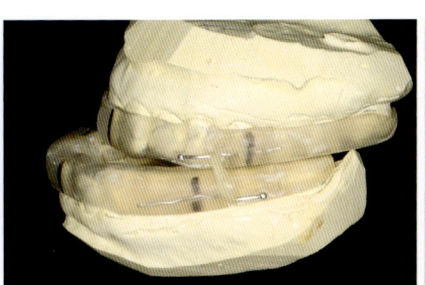

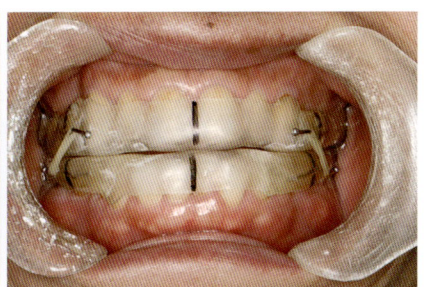

図31 上下分離型のOA
上顎は犬歯，下顎は第一大臼歯の頬側にボールクラスプを付与し，顎間ゴムは矯正用のエラスティックゴムを使用．ゴムの本数を調整することで，理想的な下顎位（マークしておく）まで下顎を牽引する

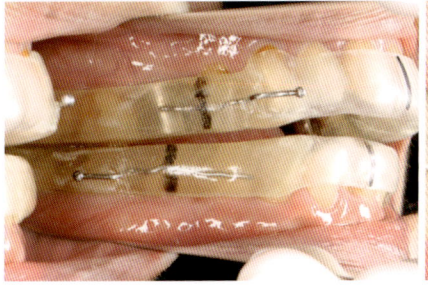

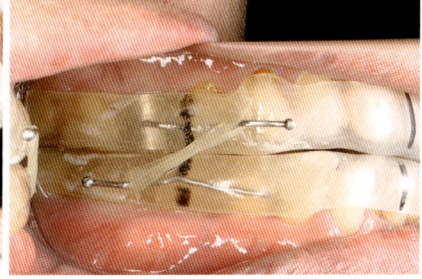

がら，かつ側方運動は自由に行うことが可能です．睡眠時ブラキシズムによって副作用が出現しているケースに有効です．しかしながら，ゴムを頻繁に交換する必要があること，清掃・着脱が難しいこと，などの欠点があります．

8）副作用が全く改善しない場合

以上の対応を行ったとしても，副作用が改善しないケースもあります．副作用のために十分な効果が発揮できない OA 治療を漫然と行うことは，OSAS の重症度によっては生命予後を不良にするため，CPAP をはじめとする他の治療方法を考慮し，医科へ紹介することも必要です．

●文献
1) Chan AS, et al. Dental appliance treatment for obstructive sleep apnea. *Chest*. 2007；**132**（2）：693-699.
2) Ng AT, et al. Oropharyngeal collapse predicts treatment response with oral appliance therapy in obstructive sleep apnea. *Sleep*. 2006；**29**(5)：666-671.
3) Liu Y, et al. Cephalometric and physiologic predictors of the efficacy of an adjustable oral appliance for treating obstructive sleep apnea. *Am J Orthod Dentofacial Orthop*. 2001；**120**(6)：639-647.
4) Hoekema A, et al. Predictors of obstructive sleep apnea-hypopnea treatment outcome. *J Dent Res*. 2007；**86**（12）：1181-1186.

コラム⑧　日本における OA 治療の成功率

OA 治療は非常に良い治療ですが，残念ながら成功率は 100％ではありません．日本睡眠歯科学会では，日本国内での OA 治療の成功率を明らかにするために，国内 10 施設・3000 人を対象にした多施設調査研究を実施しました[1]．

治療効果を図 A に示します．簡単に言いますと，1/3 が著効し，1/3 が部分的に効果し，1/3 が効果なし（筆者らは，このように患者へ説明しています）となります．

治療のゴール設定（成功の定義）は，患者の状態によって異なると思います．たとえば，軽症患者における治療ゴールを著効＆部分効果と設定するならば，成功率は 66％となります．また，心不全や脳血管障害の既往があるような重症患者では，著効を治療ゴールと設定すると，成功率は 35％と言えます．

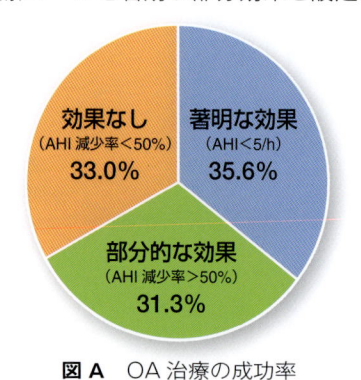

OA 治療は成功率が 100％ではないため，治療前のインフォームド・コンセントや治療効果の予測（第 2 編 Step3 ① OA の適応症 参照）が重要となります．治療効果は，睡眠検査によって初めてわかります．そのため，OA 治療後の再評価が重要です．OA 臨床を続けていくと，残念ながら一定数 OA が効かない症例を経験します．ときには，OA 治療を中断し，CPAP や外科手術を含む，他の治療法の提案なども必要となります．われわれ歯科医師が OA 治療を行なった後，再評価が実施できていないがゆえに，効果がない事実に気づかず，治療効果が不十分なまま，漫然と OA 治療が継続される，このような最悪の事態だけは避けなければなりません．

効果なし（AHI 減少率＜50％）33.0％
著明な効果（AHI＜5/h）35.6％
部分的な効果（AHI 減少率＞50％）31.3％

図 A　OA 治療の成功率

文献
1) 奥野健太郎ほか．閉塞性睡眠時無呼吸症の口腔内装置治療に関する多施設調査研究－Japanese Multicenter Survey of Oral Appliance Therapy for Obstructive Sleep Apnea (JAMS) Study －．睡眠口腔医学．2017；3 (2)：133-138.

5) Tsuiki S, et al. Effects of an anteriorly titrated mandibular position on awake airway and obstructive sleep apnea severity. *Am J Orthod Dentofacial Orthop*. 2004；**125**(5)：548-555.
6) 高田佳之ほか．睡眠時無呼吸症候群の治療と口腔内装置の役割－医科の立場から．日歯医会誌．2006；**25**：21-26.
7) Okuno K, et al. Prediction of oral appliance treatment outcomes in obstructive sleep apnea: A systematic review. *Sleep Med Rev*. 2015；**30**: 25-33.
8) Esaki K, et al. Treatment of sleep apnea with a new separated type of dental appliance (mandibular advancing positioner). *Kurume Med J*. 1997；**44**(4)：315-319.
9) Sasao Y, et al. Videoendoscopic diagnosis for predicting the response to oral appliance therapy in severe obstructive sleep apnea. *Sleep Breath*. 2014；**18**(4)：809-815.
10) Okuno K, et al. Endoscopy evaluation to predict oral appliance outcomes in obstructive sleep apnoea. *Eur Respir J*. 2016; **47**(5): 1410-1419.

コラム⑨　OA治療における内視鏡検査の有用性

　OA治療における最大の盲点は，治療の予知性が低いことです．OA治療を適応する前に，目の前の患者はOA治療の効果が高いのか？　低いのか？　どの程度効くのか？　がわからず，実際のところは，やってみないとわからないのが現状です．治療の予知性が低く，これでは質の高い医療とはいえません．

　著者らは普段の臨床で，内視鏡検査にて上気道を評価しています．患者にチェア上で仰臥位の姿勢をとってもらい，鼻から内視鏡を挿入し，上気道を観察します．このときに，OAを装着した状態を想定し，下顎を前方移動させ，気道の開大が認められれば，OAの治療効果が高いと判定できます．

　どの程度下顎を前に出すと気道が開大するかも確認できますので，著者らは，下顎の前方移動量の設定にも内視鏡検査の所見を参考にしています（**図A**）[1]．また，内視鏡検査では，患者が直接自分の狭くなっている気道や，いびきの様子をみることができるため，患者自身がOSASの病態を認識しやすいという利点もあります．

　このように内視鏡検査は，OA治療の予知性を高め，OA作製時の下顎位の決定，患者へのOSAS病態説明に非常に有用な検査です．

文献
1) Okuno K, et al. Titration technique using endoscopy for an oral appliance treatment of obstructive sleep apnea. *J Prosthet Dent*. 2018; **119**(3)：350-353.

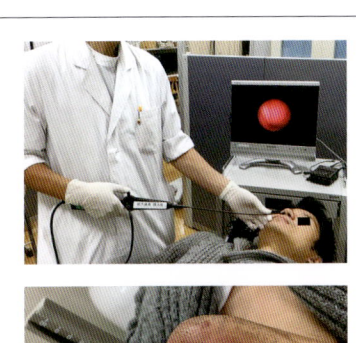

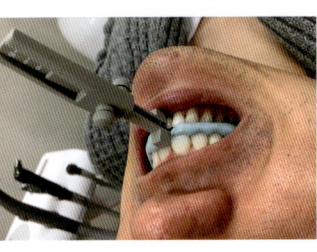

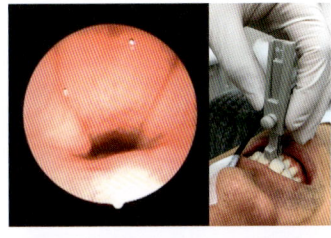

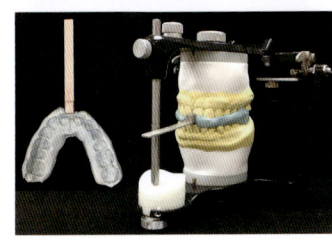

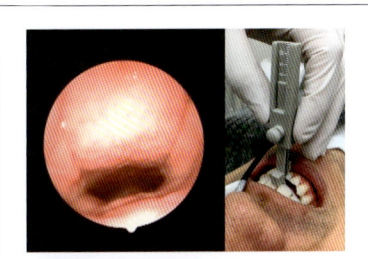

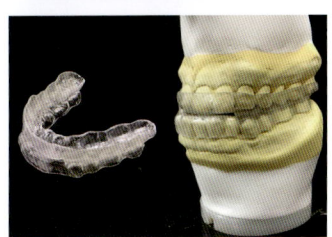

図A　内視鏡検査を用いた口腔内装置の作製方法
　内視鏡検査にて下顎前方移動に伴う上気道の変化を観察する．気道が十分開大する下顎位をジョージゲージを用いて記録し，その下顎位で咬合採得を行い，口腔内装置を作製する

Step 4　OA治療の評価・管理

　OA装着後は，まずは歯科でOA治療の評価を行い，必要に応じて前述のタイトレーションを行います．その後，最終的には医科でOA治療の再評価を受けてもらいます．良好な治療成績が得られれば，その状態を維持するため管理を行います．
　このStepでは，歯科における治療評価，医科における治療評価，歯科での管理について解説していきます．

1　歯科における治療評価

　OA治療を評価するにあたり，難しい点は，"睡眠中に使用している""自分では効果を実感できない場合がある"ことです．再診時には，OAのことだけではなく，睡眠のこと，いびき・無呼吸のことなどを詳しく問診し，患者の睡眠状態，呼吸状態の変化，改善の有無を推測します．
　評価するべきポイントは，主に以下の3つです（図1）．

1）使用できているか？

　1週間に何日使用しているか？　1日何時間，何時～何時に使用しているか？　途中で上下どちらかが外れていないか？　などを具体的に問診します．

2）効果があるか？

　いびき・無呼吸はOSASの直接的な症状であり，かつわかりやすい症状です．いびき・無呼吸は消失したか？　減少したか？　などを問診します．自覚がない患者も多いため，

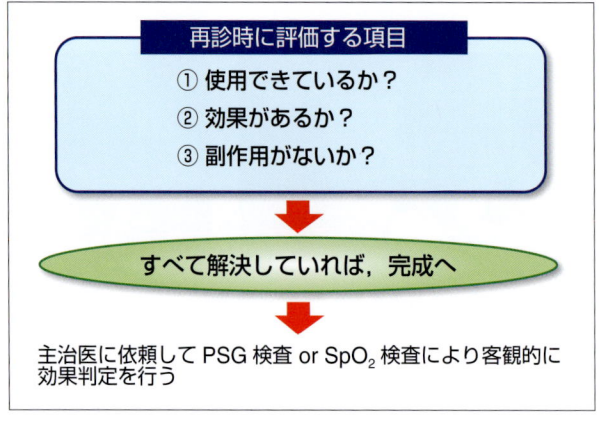

```
再診時に評価する項目
① 使用できているか？
② 効果があるか？
③ 副作用がないか？
          ↓
すべて解決していれば，完成へ
          ↓
主治医に依頼してPSG検査 or SpO₂検査により客観的に
効果判定を行う
```

図1　再診時の評価項目

眠気の自覚的評価
Epworth Sleepiness Scale（ESS）

氏名＿＿＿＿＿＿＿＿

眠気の程度について，以下のように 0～3 点の 4 段階でお答えください

0：決して眠くならない
1：まれに眠くなる
2：ときどき（1 と 3 の中間）眠くなる
3：眠くなることが多い

注意 ＊最近の日常生活のことを思い出してご記入ください
＊質問の中に，最近経験されていないこともあるかもしれませんが，もしその状況があったとしたらどうなるかを考えてご記入ください

	OA 装着前	OA 装着後			
	2011 年 5/31	年 7/4	年 8/1	年 11/1	年 11/15
座って読書をしているとき	2	1	1	0	1
テレビを見ているとき	2	0	1	0	1
公共の場所で座って何もしないとき（映画館や会議）	2	1	0	0	0
他の人が運転する車に 1 時間同乗しているとき	3	1	0	0	0
状況が許せば，午後横になって休息するとき	3	1	2	1	1
座って誰かと会話しているとき	0	0	0	0	0
昼食後（お酒を飲まずに）静かに座っているとき	3	1	1	1	0
自分で運転中，交通渋滞で 2～3 分止まっているとき	3	1	0	0	0
合計点→	18	6	5	2	3

図 2 OA 治療による ESS の改善
治療前は 18 点であったが，OA 治療により 2～3 点まで低下し，眠気が改善していることが確認できる

あらかじめ周りの方に聞いてもらえるような協力体制をつくっておくことも重要です．最近では，IC レコーダーやいびきを録音する携帯電話のアプリもありますので，そのような録音機器を利用するのも良いと思います．

> ESS 記入の際には，患者に以前の点数を知らせない状態で記入してもらうことがポイントです．

昼間の眠気を評価するには，ESS が有用です．OA 治療前と比較して，ESS の点数が減少すると眠気に対して効果があると判断できます（**図 2**）．

ほかにも，熟睡感について，寝起きの状態，起床時頭痛，疲労感など，具体的に問診することがポイントです．睡眠が改善すると夜間の尿回数が減少する方もおられるため，夜中のトイレ回数も問診項目として重要です．

3）副作用がないか？

歯・顎関節・筋肉について，違和感，痛みがないか問診します．OA を外してから，副作用の症状が何時間持続するかも聞きます．午前中（3～4 時間ほど）に症状が消失する程度なら，装着を継続することで慣れる場合が多いため，使用を継続してもらいます．

2）効果が薄い場合，3）副作用が改善しない場合には，前述の方法に従ってタイトレーションを行います．1）使用できており，2）効果があり，3）副作用がないという形で，

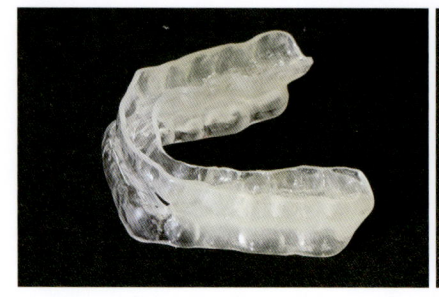

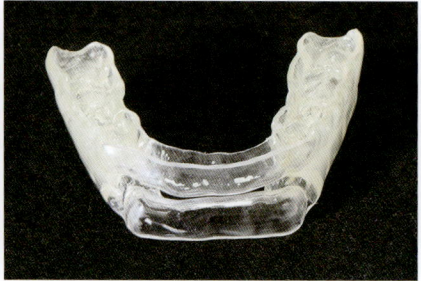

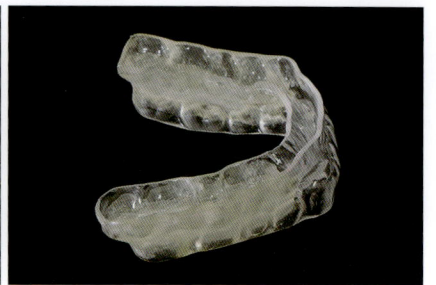

図3　本固定後のOA

すべてクリヤーされたら，OAを完成として医科へOA治療評価を依頼します（P103～106，付録：診療情報提供書参照）．下顎位が決定した時点で，仮固定部分をユニファストで補強し，本固定を行います（図3）．

2 医科における治療評価

医科では，必要に応じてOAの治療評価のため検査を行います．検査の方法は，症例によって，医院によってさまざまですが，今回はPSG検査での治療評価の結果について解説していきます．もちろん，検査を行った医科でも患者に対して説明しますが，われわれ歯科が行ったOA治療の効果について，歯科医師からも説明することが大切です．具体的な症例を提示しながら解説していきます．

症例1 （図4）

診断時PSGでは無呼吸（グラフ赤色）とそれに伴う酸素飽和度の低下が著しく認められますが，OA治療評価時PSGでは無呼吸は消失し，一部に低呼吸（グラフ灰色）が残存するのみで，酸素飽和度の低下もないことがわかります．呼吸状態のパラメーターをみると，AHI（無呼吸低呼吸指数）は64.3/hから2.1/hに減少し，重症OSASが健常域にまで改善しています．SpO_2（経皮的動脈血酸素飽和度）の最低値は64％から92％まで上昇し，著明に改善しています．

次に，睡眠状態のパラメーターである睡眠ステージの割合をみると，浅い睡眠であるステージ1が52.5％から14.4％と減少し，深い睡眠であるステージ3が0.0％から8.3％と増加しており，睡眠状態が改善していることがわかります．本症例では，OA治療により呼吸障害と睡眠障害が改善したといえます．

症例2 （図5）

症例1と同様に，診断時PSGでは無呼吸（グラフ赤色）とそれに伴う酸素飽和度の低下が著しく認められますが，OA治療評価時PSGでは無呼吸が消失し，酸素飽和度の低下も改善していることがわかります．AHIは74.7/hから7.3/hに減少し，SpO_2の最低値は81％から87％まで上昇しています．

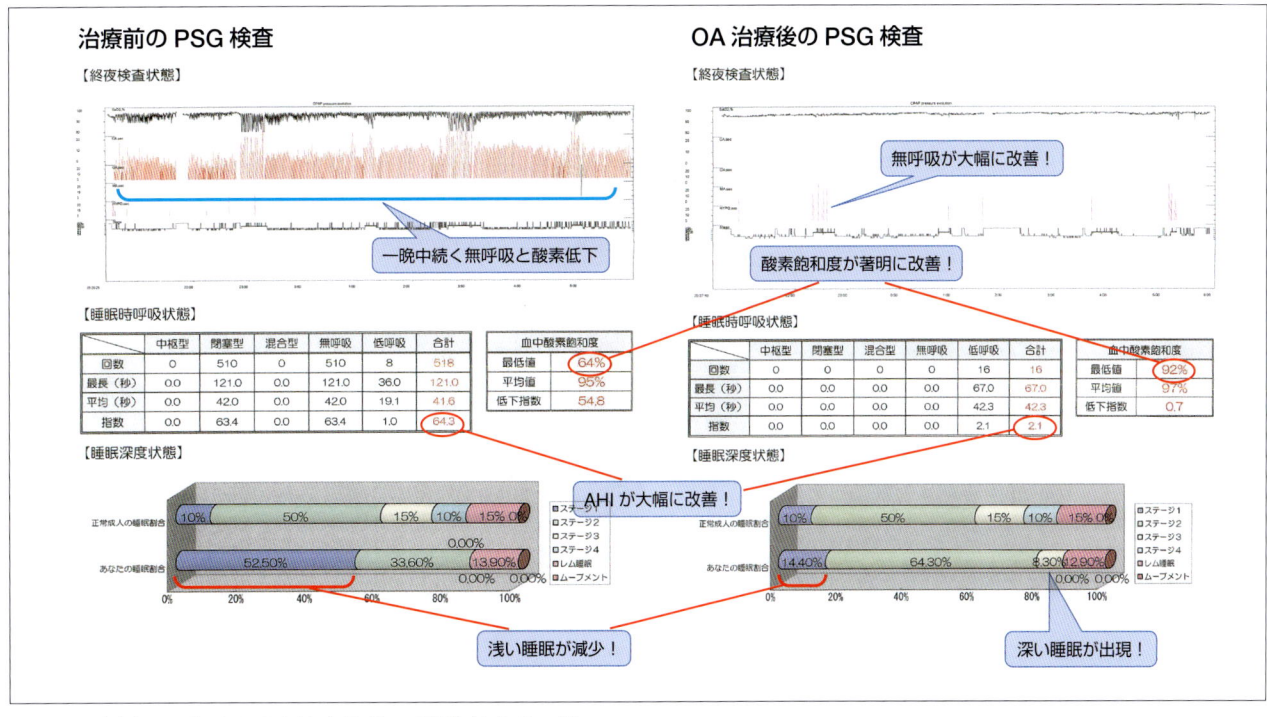

図4　症例1におけるOA治療前後のPSG検査サマリー

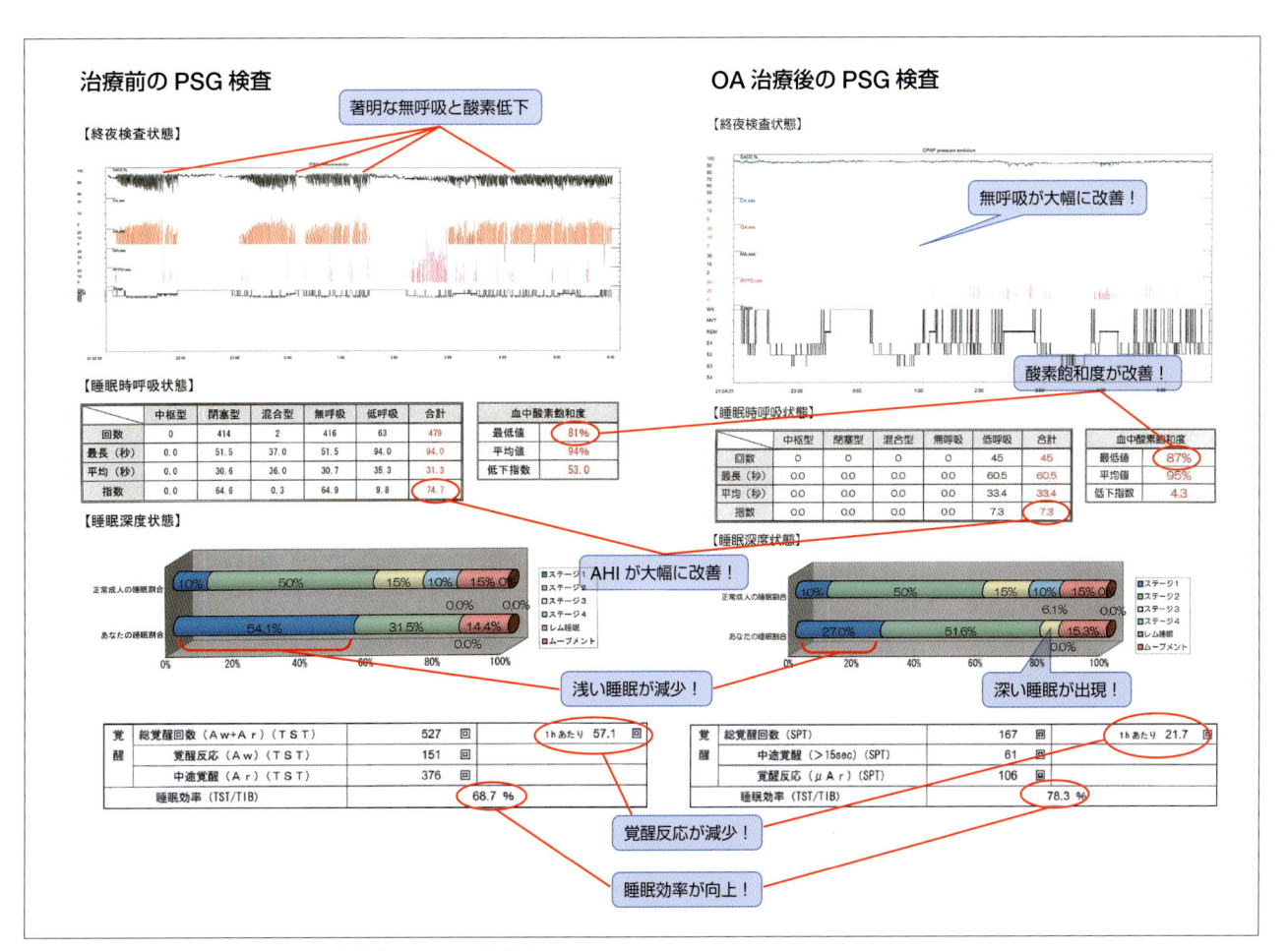

図5　症例2におけるOA治療前後のPSG検査サマリー

81

睡眠ステージの割合は，ステージ1が54.1％から27.0％と減少し，深い睡眠であるステージ3が0.0％から6.1％と増加しており，睡眠状態が改善しています．総覚醒回数（覚醒：Awake＋覚醒反応：Arousal）は57.1/hから21.7/hと減少し，睡眠効率（就床時間のうち睡眠時間の割合）が68.7％から78.3％と増加し，無呼吸による覚醒が減ることで睡眠の効率が良くなっていることがわかります．本症例でも，OA治療により呼吸障害と睡眠障害が改善しています．

症例3（図6）

　診断時PSGでは無呼吸の時間帯（グラフ黄色）に一致して酸素飽和度の低下と覚醒の繰り返しが認められますが，OA治療評価時PSGでは無呼吸が消失し，酸素飽和度の低下も改善し，覚醒が減少したことでヒプノグラム（睡眠経過図：グラフ青色）が正常化していることがわかります．AHIは21.0/hから0.0/hに減少し，SpO_2の最低値は85％から96％まで上昇しており，呼吸状態が劇的に改善しています．

　睡眠ステージの割合は，元々良い状態ですので大きな変化はありません．総覚醒回数は26.7/hから8.7/hと減少し，睡眠効率が87.8％から96.4％と増加し，睡眠の効率も劇的に改善していることがわかります．

症例4（図7）

　診断時PSGでは無呼吸の時間帯に一致した酸素飽和度の低下と覚醒が認められます．OA治療評価時PSGでは無呼吸が消失したものの低呼吸が残存しており，ある程度，酸素飽和度の低下も改善していますが，一部残存しています．AHIは22.2/hから16.3/hとわずかな減少しか認めず，一見効果が低いように思いますが，AHIではなくAI（無呼吸指数）に注目すると14.6/hから1.0/hと著明に減少しています．

　この症例では，治療前の無呼吸がOA治療によって低呼吸に移行したと考えることができます．その結果，無呼吸と低呼吸の合計であるAHIでは大きな改善は認めないものの，AI（無呼吸指数）の著明な改善を認めるため，治療効果はあると考えます．SpO_2に注目しても，最低値は71％から90％まで上昇しており，$SpO_2 < 90\%$（全睡眠時間中でSpO_2が90％以下になった割合）も8.1％から0.0％と著明な改善が認められるため，総合的に判断するとOAの治療効果はあると考えられます．このように，OAの治療効果を考えるときには，AHIのみに着目するのではなく，AIやSpO_2など総合的に呼吸状態を判断することが重要です．

3 歯科での管理

　OAが完成し，医科での治療評価の検査結果にて効果が確認できても，治療が終わりではありません．OA治療は装着している時のみ効果を発揮する対症療法ですので，大切なことはOA装着を維持・管理をすることです．著者らは，症例に合わせて3～6カ月ごとにfollow upを行っています．診療の際には，付録の再診時の問診票（P102）を使用しています．

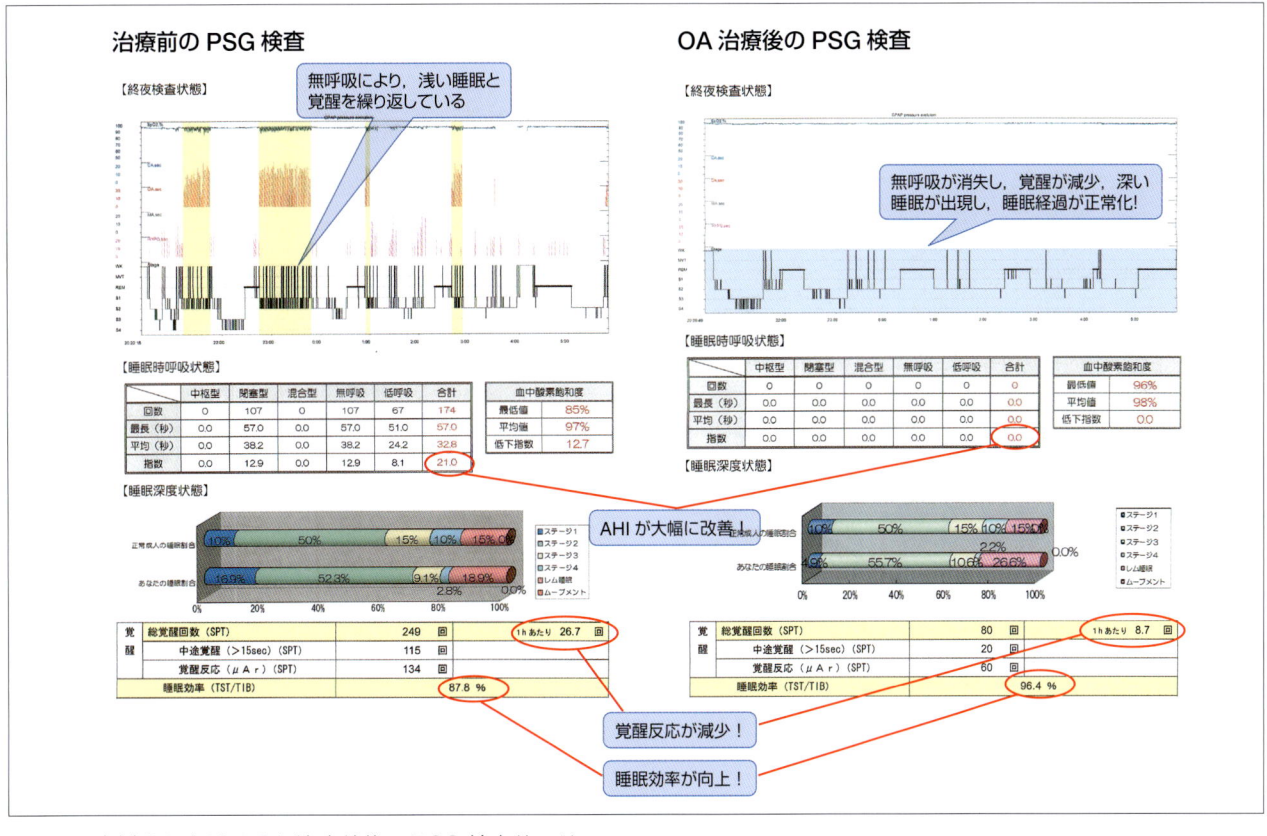

図6　症例3におけるOA治療前後のPSG検査サマリー

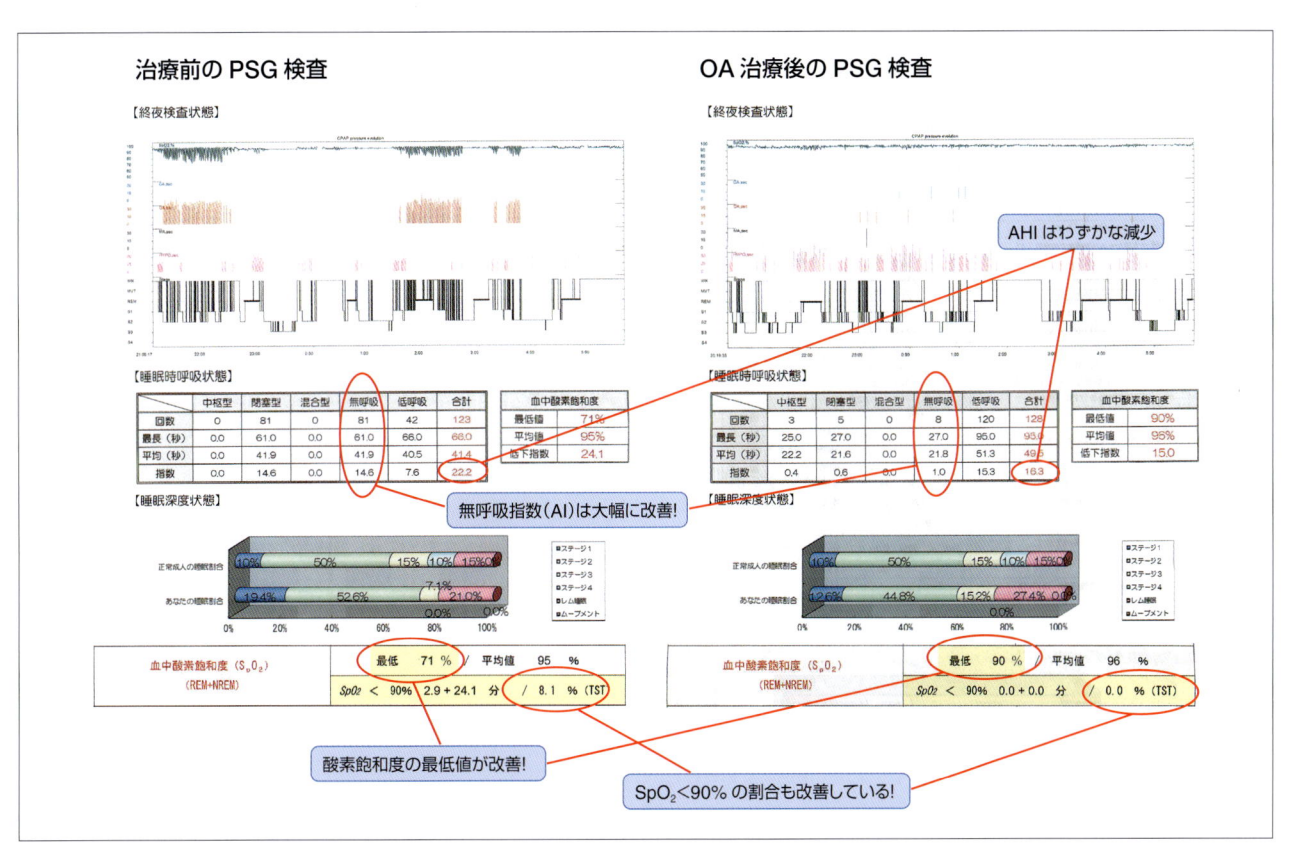

図7　症例4におけるOA治療前後のPSG検査サマリー

表 1　経過観察のポイント

1）OSAS の経過観察 （1）いびき・無呼吸はないか （2）眠気はないか （3）合併症はないか （4）体重は増えていないか
2）OA の経過観察 （1）装着率・装着時間 （2）脱離していないか （3）破損・劣化・維持低下・汚れはないか （4）治療による OA 不適合はないか
3）口腔の経過観察 （1）歯周病はないか （2）咬合は変化していないか （3）口腔衛生状態

再診時問診票

氏 名　無呼吸 太郎　　記入日 2014 年 9 月 23 日

口腔内装置について
装着頻度（ 5 日／1週間）　装着時間（24 時 00 分～5 時 00 分）　睡眠時間（24 時 00 分～6 時 00 分）

効果について				治療による改善
いびきはかきますか？	☐ ない	☑ 小さい	☐ 大きい	(有)・無
無呼吸はありますか？	☑ ない	☐ ときどき	☐ 毎晩	(有)・無
昼間の眠気はありますか？	☐ ない	☑ ときどき	☐ よく眠くなる	(有)・無
熟睡感はありますか？	☑ 良い	☐ ふつう	☐ 悪い	(有)・無
寝起きはどうですか？	☐ 良い	☑ ふつう	☐ 悪い	(有)・無
夜中にトイレに起きますか？	☐ 起きない	☑ 1～2回	☐ 3回以上	有・(無)

副作用について		
歯の痛みはありますか？	☑ ない	☐ ある（　時間　持続する）
顎の痛みはありますか？	☐ ない	☑ ある（ / 時間　持続する）
咬みにくさはありますか？	☐ ない	☑ ある（ 2 時間　持続する）
他に気になることはありますか？	☐ ない	☑ ある（口乾，(涎)，眠れない）

全身的なことについて			
体調の変化はありますか？	☐ 改善	☑ 変化なし	☐ 悪化
全身的な病気の変化はありますか？	☐ 改善	☑ 変化なし	☐ 悪化
体重の変化はありますか？	☐ 減少	☐ 変化なし	☑ 増加（ +5 ）kg
血圧の変化はありますか？	☐ 低下	☑ 変化なし	☐ 上昇（　/　）mmHg

眠気の自覚的評価	眠くなることが多い	ときどき眠くなる	まれに眠くなる	ほとんど眠くならない
座って読書をしているとき	3	2	(1)	0
テレビを見ているとき	3	2	(1)	0
会議，映画館，劇場などで静かにすわっているとき	3	2	1	(0)
乗客として1時間続けて自動車に乗っているとき	3	2	1	(0)
午後に横になって，休息をとっているとき	3	(2)	1	0
すわって人と話をしているとき	3	2	1	(0)
昼食をとった後（飲酒なし），静かにすわっているとき	3	(2)	1	0
自動車で運転中，交通渋滞で2～3分止まっているとき	3	2	1	(0)
			合計点	6 点

図 8　再診時の問診票

経過観察のポイントは**表 1** の 3 つです（**図 8**）.

1）OSAS の経過観察

OA 治療の目的は OSAS を改善することですので，OSAS 症状の確認は必須です．症例により異なりますが，評価項目は以下の内容になります．OSAS の悪化が疑われる場合には，医科にて再検査を行う必要があります．

（1）いびき・無呼吸が出現していないか？

いびきは非常にわかりやすい OSAS の指標ですので，必ず問診します．

（2）眠気が悪化していないか？

ESS を使って，経時変化を確認します．ただし，眠気の原因は多因子ですので，ほかの睡眠障害が合併している可能性についても常に意識することが大切です．睡眠時間に関しては，眠気に大きな影響を及ぼすため，問診する必要があります．

> 女性の場合は，閉経後に OSAS が悪化すると報告されています．

（3）OSAS の合併症が悪化していないか？

高血圧症，不整脈，糖尿病，心不全などの状況を問診します．場合によっては，内科へ問い合わせを行います．特に高血圧症を合併している患者では，OSAS が良好にコントロー

ルされていると血圧が低下し，逆にOSASが悪化すると血圧が上昇する方がおられます．歯科医院を受診する際に血圧測定することで，経過をみることも有効です．

(4) 体重は増加していないか？

体重が増えるとOSASは悪化するため，OAの効果も減少する可能性があります．

2) OAの経過観察

OAも長期間使用すると，さまざまな問題が出現します．必要に応じて修理・調整，場合によっては新製することも考慮します．ポイントは以下の4つです．

(1) OAの装着率，装着時間

装着率，装着時間が短くなっていないか問診します．装着当初よりも短くなっている場合には，治療に対するモチベーションの低下，鼻呼吸の障害（鼻炎，花粉症），OAの劣化などが考えられます．

(2) 睡眠中に外れていないか

OAを長期使用することにより，維持力が低下し，使用中に外れやすくなることがあります．対応についてはP70を参照ください．

(3) OAの破損，劣化，維持低下，汚れの有無

長期使用により，破損，劣化，維持低下，汚れの付着が生じることがあります．適宜，修理・補強・洗浄を行います．

> 装着時の咬み込みにより，下顎の舌側面が破損する頻度が多いため，注意して経過をみます．

(4) 歯科治療などによるOA不適合の有無

別の歯科医院にて歯科治療を受け，補綴・充填などにより歯冠形態が変化すると，OAの不適合が生じます．干渉部分を確認し，調整・修理を行います．

3) 口腔の経過観察

OAは歯を支えに下顎を前方に保持する装置であるため，OAを長く使用するためには，歯・歯周組織の管理も必須です．また，OA長期使用により，下顎が前方へ変位し，咬合が変化する副作用が報告されているため，咬合の変化についても注意深く経過観察を行う必要があります．必要に応じて，歯・歯周組織の治療と，それに合わせてOAの調整・修理を行います．ポイントは以下の3つです．

(1) 歯周病の有無

カリエス，歯周病の状態を確認します．OA装着時に過負担となり，局所的に歯周病が進行する場合もあるため，再診のたびに，歯周病の評価を行うことは重要です．

(2) 咬合の変化

Over Jetを計測し咬合の変化がないか確認します．疑わしい場合には，咬合紙を用いた引抜き試験にて臼歯部の咬合接触圧を確認します．対応についてはP73を参照ください．

(3) 口腔衛生状態

口腔衛生状態不良により，カリエス，歯周病が進行すると，OA治療の継続が難しくなります．OA治療の継続という点からも，口腔衛生指導を行うことは重要です．

コラム⑩ OAの長期使用による副作用 − 咬合変化 −

　どのような治療でも副作用はあります．OA治療も例外ではなく，やはり副作用は存在します．装着開始時に出現する短期的な副作用として，歯根膜痛，咬筋・側頭筋の筋痛，顎関節痛などがありますが，これらは前述の通り，装着により慣れていく，もしくは下顎位の調整（タイトレーション）によって改善する場合がほとんどです．ほかには長期的な装着による副作用として，咬合の変化があります．

　図Aは，OAを8年間装着した患者の治療前後のセファログラムです．ご覧の通り，治療前は正常被蓋でしたが，8年後には切端咬合に変化しています．著者らがOAを1年以上装着した患者64名を対象に調査したところ，OverJetとOverBiteが有意に減少していることが明らかになりました[1]．また，上顎の歯の本数が少ない，OAの下顎前方移動量が大きい，治療期間が長い症例では，咬合変化が生じやすこともわかりました．

　海外でも同様の結果が多くの論文で報告されており，システマティックレビューを行った結果，治療期間が長いと咬合変化が大きい傾向が明らかになりました[2]．下顎骨の位置に有意な変化はなく，上下顎前歯の歯軸のみが有意な変化を認めました．このことから，咬合の変化は，骨性変化ではなく，歯性変化であると考えられています．

　OA装着時には，前方へ出ている下顎が元の位置に戻ろうします．OAを介して，上顎には後方へ力がかかり，下顎へは逆方向の前方へ力がかかります．長期間の装着により，睡眠中に歯へ矯正力がかかることにより，徐々に上顎前歯は口蓋側方向に，下顎前歯は唇側方向に傾斜することで，図Aのような咬合変化が生じたと考えられます．このような咬合変化は徐々に生じるため，患者は気付かないことがほとんどです．

　現在の研究では，咬合変化の有効な予測法や予防法は明らかになっていません．OA治療を開始する前に，咬合変化のリスクについては十分インフォームド・コンセントを行う必要があります．また，経過観察にて咬合状態を評価し，変化の兆候があった際には，OA治療のリスク（咬合変化）とベネフィット（治療効果）を天秤にかけて，治療の継続の是非を検討することが重要です．

文献

1) Minagi HO, et al. Predictors of side effects with long-term oral appliance therapy for obstructive sleep apnea. *J Clin Sleep Med*. 2018; **14**（1）: 119-125.
2) Araie T, et al. Dental and skeletal changes associated with long-term oral appliance use for obstructive sleep apnea: A systematic review and meta-analysis. *Sleep Med Rev*. 2018; **41**: 161-172.

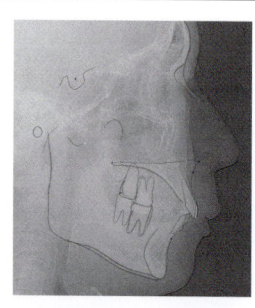

口腔内装置の治療開始前 → 口腔内装置の治療8年後

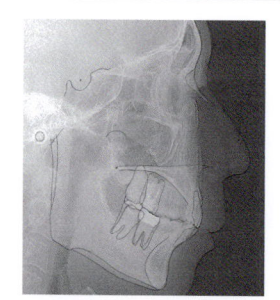

図A 口腔内装置の治療前後のセファログラム
　治療開始前は正常被蓋であったが，口腔内装置の装着8年後には切端咬合に変化した．口腔内装置の長期使用により，このように咬合が変化する症例も存在する

第3編

Q&A 編
―OSAS 臨床でよくある疑問を解説―

　Q&A 編では，実際の診療場面でよく遭遇する状況・疑問点について，Q&A 形式で学べる構成になっています．OSAS 診療の流れは，前述の「第 2 編　臨床実践編」の通りですが，実際の臨床場面では，OA の効果が不十分であった場合にはどうしたらよいか？　顎関節症の患者の OA は使用できるのか？　OA と CPAP のどちらを勧めたらよいか？　など，さまざまな疑問が出てくると思います．
　Q&A の質問の内容は，日ごろ OSAS 臨床を行っている先生方からの質問・疑問点を集め，よく遭遇する臨床の諸問題をできるかぎり網羅できるように工夫しました．

Q1

OAの効果が不十分だった場合には，どうしたらよいですか？

A 問診上，いびきが残っている，無呼吸を指摘されるなど，効果が不十分であることが疑われる場合には，さらに下顎を前に出す調整（タイトレーション）が必要です（P72〜76参照）．もちろん，副作用が生じるリスクが高くなりますが，しばらくOAを使用すると，装着に慣れることにより，副作用が出ずに下顎を前に出せる，許容できる前方量が増える場合もあります．

許容できる下顎移動量が限界である場合には，減量や睡眠体位指導の併用も効果的です．また，OA治療後のAHIが20以上の場合には，CPAP治療への変更が望ましい場合もあります．

Q2

患者がなかなか睡眠検査を受けてくれません．どのように勧めればよいですか？

A "睡眠の検査を受ける"ことは，患者にとって思いのほかハードルが高いようです．これには，2つの状況が考えられます．

① OSAS疑いの患者に，OSAS確定診断のための睡眠検査を勧める

「いびきで困っているだけなのに，検査なんて大げさだ！」など，OSASの病識が乏しい患者が多いように思います．OSASが眠気の原因かもしれないこと，全身の合併症（高血圧症，心疾患など）の発症リスク，悪化につながることなどの説明を行います．眠気が主訴の患者には，「OSAS以外の睡眠障害が隠れているかもしれませんので，睡眠の検査を受けましょう」と説明するのも良いと思います．

② OA作製後に，治療評価のための睡眠検査を勧める

「OAを装着したら，いびきも眠気も良くなったから，検査なんて受けなくてもいいです」という患者が多いと思います．「いびき・眠気は自分で気づくことができますが，合併症への影響は睡眠検査をしなければわかりません．検査の結果，効果が不十分な場合には，他の治療法をしたほうが良いかもしれません」と説明します．特に重症OSASの場合には，検査の必要性を強調します．

著者らは「今は困ってないかもしれませんが，10年，20年後の健康のために睡眠検査を受けましょう」と説明しています．

Q3 顎関節症の患者にも OA は適応できますか？

A 顎関節症は病態により，Ⅰ型（咀嚼筋障害），Ⅱ型（関節包・靭帯障害），Ⅲ型（関節円板障害），Ⅳ型（変形性関節症）などに分類され，さらにⅢ型はⅢa型（復位性関節円板転位），Ⅲb型（非復位性関節円板転位）に分けられます．基本的には，まずは顎関節症の治療を行うことが原則です．

OA は，上下の歯牙全体を被覆しているため，Ⅰ型，Ⅱ型の治療に用いられるスタビライゼーションスプリントと同様の形態であると考えることができます．ただし，睡眠時ブラキシズムがあると，逆にⅠ型の顎関節症の原因・悪化因子になるため，注意が必要です．

また，OA 装着時には下顎位が下顎前方位になるため，Ⅲ型，Ⅳ型の治療に用いられる前方整位型スプリントと同様の形態であると考えることができます．Ⅲa型では関節円板が復位しますが，Ⅲb型，Ⅳ型では関節円板は自然に復位せず，マニュピュレーションテクニックや下顎頭可動化訓練などの治療が必要となります．このようなⅢb型，Ⅳ型の患者にOA を適応し，うまく関節円板が復位すれば，顎関節症の治療としても有効ですが，関節円板の転位を悪化させる危険性もあります．

以上から，顎関節症の患者への OA 適応は，顎関節症の病態によっては適応が可能ですが，特にⅢb型，Ⅳ型の患者に適応する場合には注意が必要です．

Q4 睡眠時ブラキシズムの患者にも OA は適応できますか？

A 睡眠時ブラキシズムは，睡眠関連運動異常症のなかに分類される睡眠障害の一つです．OSAS が睡眠時ブラキシズムのリスク要因となることが報告されていることからも，OSAS と睡眠時ブラキシズムが合併していることは多いと言えます．

オクルーザルスプリントは，睡眠時ブラキシズムに伴う咀嚼筋や顎関節の症状，歯や歯周組織への過負担を軽減するための治療法ですが，OSAS 患者に対して適応すると，無呼吸・低呼吸が増加するケースが報告されている[1]ので注意が必要です．

OSAS に対する上下一体型の口腔内装置は，睡眠時ブラキシズムが減少するケースがあることが報告されています[2]ので，そのようなケースでは，OSAS の改善と同時に睡眠時ブラキシズムの減少も期待できると言えます．ただし，なかには口腔内装置の装着により睡眠時ブラキシズムが減少せず，上下顎が装置によって固定された状態でブラキシズムが起こるため，咀嚼筋や顎関節の症状が著明に出現するケースも経験します．そのようなケースでは，分離型の口腔内装置へ変更し，副作用の軽減をはかっており，良好な治療成績を得ています．

Q5

小児 OSAS 患者には，どのような治療法がありますか？

A 今までは，成人の OSAS 患者に対する OA 治療について解説してきました．では，小児 OSAS 患者では，どうするのか？ 成人と同様に OA を適応するのでしょうか？

小児期では，歯牙交換期であることから OA の調整が難しいこと，顎発育に支障が出ることから，適応禁忌ではないですが，かなり注意が必要です．では，どうするか？

小児 OSAS の原因は，肥満と扁桃肥大が大部分を占めます．肥満に対しては，基本的には減量し，肥満の原因となっている生活習慣の改善を指導します．場合によっては，CPAP 治療が適応となります．扁桃肥大に関しては，耳鼻咽喉科での扁桃摘出術が行われます．いずれの場合も，歯科のみで対応できませんが，疑われた場合には医科へ紹介することが重要です．

最近では，小顎が原因で OSAS になっている小児患者に対し，上顎の急速拡大を行うことで，OSAS が改善するケースもあることが報告されています[3]．小児 OSAS 患者や，成人 OSAS の予防の観点から，矯正治療も注目を集めており，今後の発展が期待されています．

近年，歯科検診やフッ化物塗布などで，ほぼすべての小児は歯科を受診していると言えます．歯科が小児 OSAS，成人 OSAS の予備軍をピックアップすることは睡眠医療全体において非常に重要であり，今後の歯科が担うべき役割の一つになると思います．

Q6

OA を長期間装着することによる副作用はありますか？

A 歯周病の悪化，咬合の変化などが報告されています[4]．OA を装着すると，下顎は前方へ牽引され，戻ろうとする力は歯にかかります．元々，歯周病があり，十分コントロールできていないと，夜の間中，咬合性外傷のように歯に負担がかかり，歯周病が悪化する場合があります．適切に歯周病がコントロールされている場合には，それほど悪影響は出ませんので，OA 治療の継続には，歯周病の定期的なメインテナンスが必須といえます．

咬合の変化に関しては，OA 装着により，下顎が前方へ牽引されるため，起床時には必ず下顎の前方変位による咬合の変化があります．通常は，日中に咬合・咀嚼することで，もとの咬頭嵌合位に戻るのですが，元々咬合が不安定な方や，どこででも噛むことができる方（臼歯部欠損症例，大臼歯部がすべて補綴されている症例，矯正治療後で咬合が安定しない症例など）は，咬頭嵌合位に戻らず，下顎が前方へ変化したまま，咬合位が固定してしまう方がおられます．

現在のところ，有効な予防・防止策はなく，「毎日，奥歯で噛むことを意識してください」

ということくらいしかできず，変位した場合には，どうしても咬合回復の必要があれば，変位した顎位の状態で補綴治療を行います．そして，OA治療を継続するか，ときにはCPAPを含む他の治療法への変更を考慮する必要があります．

Q7

CPAPとOAを併用することは有効ですか？

A CPAPとOAを併用する治療法は，CPAPとOAを同時に装着する方法と，日によってCPAPとOAを使い分ける方法がありますが，ともに有効といえます．

① CPAPとOAを同時に装着する方法

CPAPとOAを同時に装着すると，無呼吸を改善するためのCPAPの圧力を下げる効果が報告されており[5]，CPAPをサポートする方法として注目を集めています．CPAPの高い圧力によって違和感が生じ，装着率が低下している重症OSAS患者に対して有効です．

② CPAPとOAを日によって使い分ける方法

CPAPは持ち運びが不便であり，鼻が詰まっているときには違和感が強くなり，装着が難しくなるなどの欠点があります．出張などで外泊が多い患者，花粉症や慢性鼻炎があり鼻が詰まりやすい患者などでは，CPAPを毎日装着することは困難です．その点，OAは持ち運びが楽であり，口呼吸も可能であるため，上記のようなCPAPが使用しにくい状況であっても，OAの使用は可能です．そのため，普段はCPAPをメインに使用し，外泊・鼻つまりなどCPAPが使用できないときにOAを使用するといった併用療法も非常に有効です[6]．

患者にとっても，"毎日，絶対にCPAPをつけなければならない"よりも"日によってCPAPかOAか選ぶことができる"といった選択の自由があることは，治療のモチベーションを保つのに有効なようです．

Q8

OA 治療後も眠気が改善しない場合はどうしたらいいですか？

A OA 治療後も眠気が改善しないケースを臨床ではよく経験します．残存する眠気の原因としては，2つのことが考えられます．
① OSAS の改善が不十分なため眠気が残っている
② OSAS は改善しているが，他の睡眠障害があるため眠気が残っている

いびきが残存し，OA 治療評価の PSG 検査の結果，AHI が残存している場合には，上記の『① OSAS の改善が不十分なため眠気が残っている』ことが考えられ，OA を再調整（再タイトレーション），または CPAP を含むほかの治療法への変更を考えます（P88, Q1 参照）．一方，いびきは消失し，OA 治療評価の PSG 検査の結果，AHI が十分改善している場合には，『② OSAS は改善しているが，他の睡眠障害があるため眠気が残っている』ことが考えられ，他の睡眠障害の検索・治療となります（P14, コラム② OSAS 以外の睡眠障害参照）．

眠気の原因は，すべてが OSAS とは限りません．他の睡眠障害の存在は常に疑う必要があります．OSAS 診断時の PSG 検査を詳しくみると，睡眠が障害（覚醒反応など）されている原因が，呼吸なのか周期性四肢運動なのか，はたまた自発性なのか，記載されている場合があります．ここで，呼吸に関連した覚醒反応が多いと，眠気の原因は OSAS の可能性が高いということになります．また，ナルコレプシー（P21, コラム③突然寝てしまう病気参照），概日リズム性睡眠障害（P33, コラム⑥昼夜逆転!? 参照），睡眠時間が短いことなども疑わなければなりません．

Q9

OA と CPAP，治療法を選択する際に，参考とする基準はありますか？

A まずは，OA と CPAP の特徴（利点・欠点）を押さえることが大切です（**図1**）．
米国睡眠学会のガイドラインでは，AHI の重症度分類で軽症～中等症は OA が適応であるとなっていますが，すべての患者をこの基準に当てはめることは臨床に即しているとは言えません．著者らは，治療適応の際に，以下の項目を考慮しています．

- **AHI 重症度**：米国睡眠学会のガイドラインに沿って，軽症（5 < AHI < 15）～中等症（15 < AHI < 30）なら OA，重症（30 < AHI）なら CPAP を適応する．また，日本の保険制度を考慮して，AHI < 20 なら OA，AHI > 20 なら CPAP を適応する
- **全身合併症の有無**：OSAS により悪化する合併症（高血圧症，糖尿病，不整脈，虚血性心疾患，脳血管障害など）がある場合，特に心不全がある場合には CPAP を適応する
- **歯科的問題**：残存歯が少ない，重度歯周病，Ⅲ b 型，Ⅳ型の顎関節症があるなど OA の適応が難しい場合には CPAP を適応する

- **患者のライフスタイル，好み**：外泊が多い場合，CPAP に義務付けられている月に一回の受診が難しい場合，装着ストレスへの反応性が高いことが予想される場合には，CPAP より OA の適応が望ましい
- **経済的理由**：CPAP は月に一回の受診が必要であり，3 割負担で約 5,000 円かかる．長期的にみると OA のほうが経済的である

　OSAS 患者群という集団に対しての治療効果が CPAP のほうが優れていることは論文でも多数報告されており，言うまでもありません．しかしながら，私たち臨床家は，目の前の患者にとって一番適している治療を選ぶ必要があります．その際には，治療効果だけではなく，上記のようなことも考慮して治療法を選択することが重要であると思います．

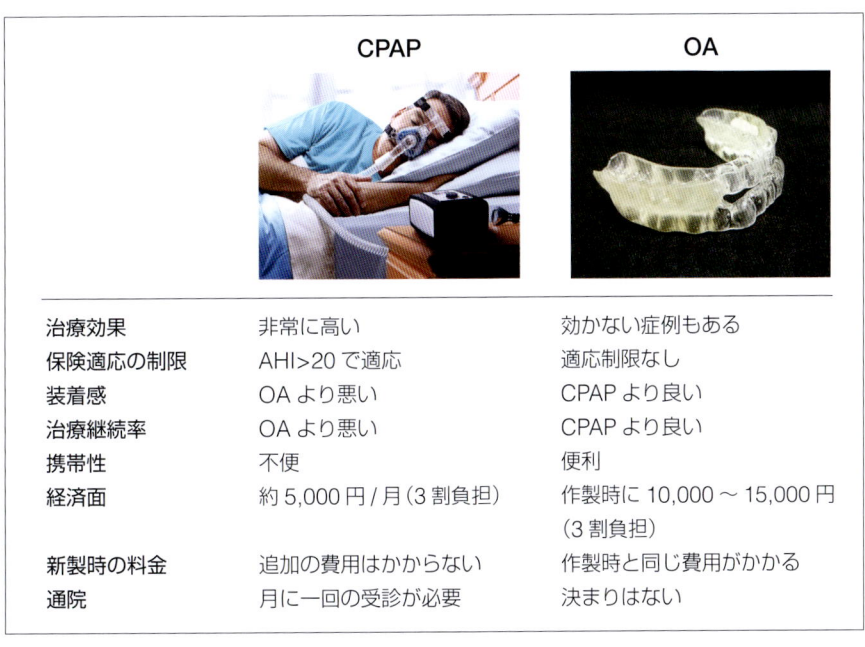

	CPAP	OA
治療効果	非常に高い	効かない症例もある
保険適応の制限	AHI>20 で適応	適応制限なし
装着感	OA より悪い	CPAP より良い
治療継続率	OA より悪い	CPAP より良い
携帯性	不便	便利
経済面	約 5,000 円/月（3 割負担）	作製時に 10,000〜15,000 円（3 割負担）
新製時の料金	追加の費用はかからない	作製時と同じ費用がかかる
通院	月に一回の受診が必要	決まりはない

図1 CPAP と OA の特徴の比較

Q10

OAの下顎前方移動量は，どうやって決めるのですか？

A 論文や他の教科書には，切端の位置，5mm前方移動させた位置，最大前方移動量の67％の位置，いびき音テストにていびきが消失・軽減する位置など，さまざまな固定位置が報告されており，どの位置で固定するか迷うと思います．

　実際のところは，まずは仮で初期固定し，効果と副作用をみながら下顎前方移動量を調整していくタイトレーションの概念が重要です（**図2**）．要するに，後にタイトレーションを行うのであれば，最初に固定する位置はどこでもよい，ということになります．

　著者らは，内視鏡検査下にて，下顎を徐々に前方へ移動させ，気道が開大する下顎の位置を参考に初期固定を行っています（P77，コラム⑨OA診療における内視鏡検査の有用性参照）．そして，問診にて効果と副作用をみながら，必要なら再タイトレーションを行っており，良好な治療成績をおさめています．

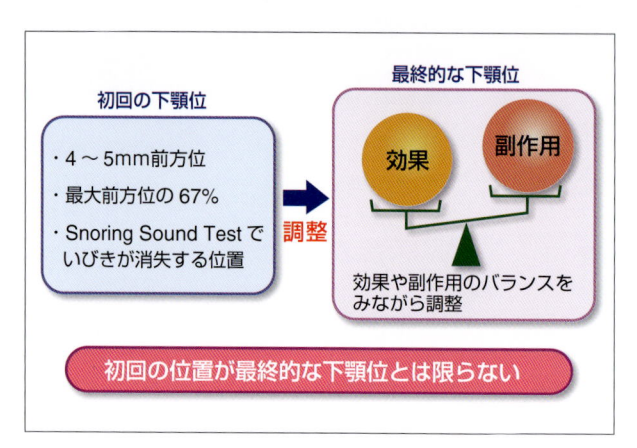

図2　下顎位の決定方法

Q11

OAに口呼吸路は必要でしょうか？

A 睡眠中の理想的な呼吸は鼻呼吸であるため，一年を通じて鼻が詰まることがない患者に対しては，OAに口呼吸路（口呼吸のためのスペース）は必要ありません．しかしながら，OSAS患者は花粉症やアレルギー性鼻炎などが合併していることが多く，季節・時期によって鼻が詰まる方がほとんどです．そのような患者では口呼吸路が必要となります．

　OAに口呼吸路を作ると，睡眠中の呼吸が口呼吸に変わってしまうのでは？　と心配される方もいますが，口呼吸路を設けたからといって口呼吸が促されるわけではありません．OAの作用メカニズムで重要な点として，口腔内を陰圧に保ち，舌・軟口蓋の落ち込みを

防止することが挙げられます．そのためには，舌と軟口蓋が接触していることが必要であり，このことをオーラルシールと言います．口呼吸路を付与してもオーラルシールが達成されていれば，口呼吸は誘導されず，OAは有効に作用します．そのため，多くの上下分離型OAは口呼吸が可能な形態になっています．

著者らがOAを適応する際には，まずは口呼吸路を設けて作製し（上下のスプリント間を完全には閉鎖しない），しばらく使用してもらいます．その後の問診から，起床時の口渇などの症状が出現し，OAにより口呼吸が誘導されていることが疑われる場合にのみ，上下を完全に閉鎖するようにしています．

また，鼻疾患の症状として鼻閉が生じている可能性があり，鼻閉自体が睡眠を障害することも報告されているため，疑われた場合には耳鼻咽喉科へ紹介します．

● 文献

1) Gagnon Y, et al. Aggravation of respiratory disturbances by the use of an occlusal splint in apneic patients : a pilot study. *Int J Prosthodont*. 2004 ; **17**（4）: 447-453.
2) Landry-Schönbeck A, et al. Effect of an adjustable mandibular advancement appliance on sleep bruxism : a crossover sleep laboratory study. *Int J Prosthodont*. 2009 ; **22**（3）: 251-259.
3) Villa MP, et al. Efficacy of rapid maxillary expansion in children with obstructive sleep apnea syndrome : 36 months of follow-up. *Sleep Breath*. 2011 ; **15**（2）: 179-184.
4) Vezina JP, et al. Does propulsion mechanism influence the long-term side effects of oral appliances in the treatment of sleep-disordered breathing? *Chest*. 2011 ; **140**（5）: 1184-1191.
5) 奥野健太郎ほか．CPAPと口腔内装置の同時装着によってCPAP治療圧の減少とコンプライアンスが改善した重症閉塞性睡眠時無呼吸症候群の1症例．睡眠口腔医学．2016 ; in press.
6) Almeida FR, et al. Mandibular advancement splint as short-term alternative treatment in patients with obstructive sleep apnea already effectively treated with continuous positive airway pressure. *J Clin Sleep Med*. 2013 ; **9**（4）: 319-324.

コラム⑪ 良好な医科 - 歯科連携について

　OSAS診療のハードルをあげている原因の一つに，医科 - 歯科連携の難しさがあると思います．OA診療は，医科でOSASの確定診断を行い，歯科でOA治療を行う特殊な診療であるため，医科 - 歯科の良好な連携が，OSAS診療導入の成功のカギとなると言っても過言ではありません．実際に，医科からの信頼が得られないかぎりは，OA治療依頼の患者は紹介されてきません．良好な医科 - 歯科連携，信頼関係を築く上で，常日頃から心がけていることが"3つ"あります．

① 必ず診療情報提供書を書く

　OSAS診療にかかわらず，臨床が忙しいと，「（内科に受診するときに）○○と内科の先生に伝えておいてくださいね」など，ついつい患者に口頭で伝えてもらうことが多いと思います．患者は，自分のフィルターを通して伝えますので，聞く側の医科の先生も本気にしません．これでは良好な医科 - 歯科連携を築くことはできません．この診療情報提供書を通じて，歯科から医科へ，医科にとっても有用な情報を提供する必要があります．まずは，診療情報提供書をしっかり書くことが医科 - 歯科連携の第一歩です．

② 必ずPSG検査の詳細を問い合わせる

　医科からの紹介状で「AHI：15のOSAS患者です．OA作製をお願いします」とだけ書かれていることがよくあります．前項でも解説しましたが，OSASの状態，OAの適応症を診断するためには，PSG検査の詳細を知ることは必須です．また，このPSG検査を"歯科"からも患者へ説明することは重要です．ただのマウスピース作製屋さんではなく「睡眠を診ている」ことを，医科の先生と患者へ示すのが大切です．このことが，医科からの信頼が得られ，患者のモチベーションを向上させることにつながります．医科からの紹介や，リコール率のアップにつながりますので，必ずPSG検査の詳細を送ってもらい，説明をしましょう．

③ OA作製後には，必ず紹介元の医科を受診してもらう

　OA作製後に，紹介元の医科を受診してもらうことは，OA治療の効果を客観的に評価する意味だけではなく，紹介元の医科に対してOA治療の効果をフィードバックする意味でも重要です．効果の乏しいOA治療は，生命予後にも影響するため，重症OSAS（特に心疾患など合併症がある患者）は，OA治療の効果を評価することが医学的に重要なことです．また，医科へOAの効果をフィードバックすることは，"次の"医科 - 歯科連携につながるため重要だと言えます．

　医科側からの実際の声として，「OA治療のため紹介したいのだが，どこの歯科医院に紹介してよいかわからない」「OA治療のため紹介したけど，それ以来，患者は受診しなくなり，その後の治療がどうなっているかわからない」「そもそもOA治療は効果があるのか経験がないため，どんな患者を紹介してよいかわからない」などをよく聞きます．医科側としても，OA紹介というオプションはもっておきたいのですが，ここで大切なことは，信頼できる歯科医院かどうか？　が重要なポイントです．

　上記の3つを地道に続けることが，時間はかかるかもしれませんが，良好な医科 - 歯科連携への近道であると思います．本書の付録に診療情報提供書の例（P103～106参照）を掲載していますので，ご参照ください．

付　録

―OSAS診療で役立つ各種書式を掲載―

　付録では，明日からすぐにOSAS診療が開始できるように，診療の現場で役立つ，各種問診票，口腔内装置の取扱説明書，技工指示書などを付録として掲載しています．問診のポイントや技工上の注意点などは，「第2章　臨床実践編」と連動した内容になっています．また，臨床の現場から一番質問が多い，医科への診療情報提供書の文例を各Stepに分けて掲載しました．医科との連携ツールとして役立てていただけましたら幸いです．

　付録のコピーは，以下の①～④の条件をすべて満たした場合に限り，許諾を得ずに行うことができます．
① 本書の購入者がご自身で行うこと
② 紙にコピーすること
③ 患者への説明用資料として一部を提示あるいは譲渡すること
④ コピーの譲渡は無償で行うこと
　以上の条件を満たさない場合，許諾なくコピーできませんのでご注意ください．

Ⓒ医歯薬出版

初診時問診票

氏 名 _____   記入日　　年　　月　　日

なぜいびき・無呼吸を治したいと思いましたか？	☐ 自分の健康のため　　☐ 家族に注意されて　　☐ 他人に迷惑をかけるから
睡眠時間はどれくらいですか？	約（　　）時間　（就寝時　　時　　分 ～ 起床時　　時　　分）
寝ている時の姿勢は？	☐ 仰向け　　☐ 横向け　　☐ うつ伏せ

全身的なご病気はありますか？当てはまるものに丸をつけてください	高血圧症	不整脈	うつ病	脂質異常症	糖尿病	脳卒中	不眠症	
	動脈硬化症	甲状腺疾患	狭心症	心筋梗塞	鼻炎	花粉症	鼻中隔湾曲症	扁桃肥大
現在飲んでいる薬はありますか？								
血圧	（　　　／　　　）mmHg							
現在の身長と体重	身長（　　）cm　　　　　　体重（　　）kg							
一番，体重が重かった時の年齢と体重	年齢（　　）歳時　　　　　体重（　　）kg							
お仕事は何をされていますか？								

いびきをかきますか？	☐ ない	☐ ときどき	☐ 毎晩
いびきの自覚はありますか？	☐ ない		☐ ある
無呼吸がありますか？	☐ ない	☐ ときどき	☐ 毎晩
無呼吸の自覚はありますか？	☐ ない		☐ ある
寝つきはどうですか？	☐ 良い	☐ ふつう	☐ 悪い
寝起きはどうですか？	☐ 良い	☐ ふつう	☐ 悪い
熟睡感はどうですか？	☐ 良い	☐ ふつう	☐ 悪い
就寝中に口はあいてますか？	☐ 閉じている		☐ あいている
寝起きに口が乾いてますか？	☐ 乾かない		☐ 乾いている
就寝中に歯ぎしりはありますか？	☐ ない	☐ ときどき	☐ 毎晩
夜中にトイレに起きますか？	☐ 起きない	☐ 1～2回	☐ 3回以上
昼間に眠くなることはありますか？	☐ ない	☐ ときどき	☐ よく眠くなる
お酒は飲みますか？	☐ 飲まない	☐ ときどき	☐ 毎日
鼻の通りはどうですか？	☐ 通っている	☐ ときどき詰まる	☐ いつも詰まっている

ⓒ医歯薬出版

眠気の自覚的評価
Epworth Sleepiness Scale（ESS）

氏名　_____

眠気の程度について，以下のように0～3点の4段階でお答えください
　　0：決して眠くならない
　　1：まれに眠くなる
　　2：ときどき眠くなる（1と3の中間）
　　3：眠くなることが多い

注意　＊最近の日常生活のことを思い出してご記入ください
　　　＊質問の中に，最近経験されていないこともあるかもしれませんが，もしその状況があったとしたらどうなるかを考えてご記入ください

	年／	年／	年／	年／	年／
座って読書をしているとき					
テレビを見ているとき					
公共の場所で座って何もしないとき（映画館や会議）					
他の人が運転する車に1時間同乗しているとき					
状況が許せば，午後横になって休息するとき					
座って誰かと会話しているとき					
昼食後（お酒を飲まずに）静かに座っているとき					
自分で運転中，交通渋滞で2～3分止まっているとき					
合計点→					

評価

・判定スコアは0点から24点で，軽症のOSASでは11.0±4.2SD，中等症で13.0±4.7SD，重症で16.2±3.3SDであったと報告されている
・ESSスコアは，いびき，OSAS重症度，酸素飽和度低下とも相関があり，10以下のものをESS正常群と分類する

©医歯薬出版

歯科技工指示書　No._____

発行年月日	平成〇〇年〇月〇日	歯科医院名	

〇〇歯科医院

補綴物種類	無呼吸用マウスピース	患者名	〇本〇太郎　様
試適　・　装着		生年月日 M・T・⑤	〇〇年〇〇月〇〇日　男/女　〇〇才
使用材料	ハードタイプ 2mm	人工歯	
シェード		連結・単独　顔型	□・□・▽・○・○

設計・作製方法（健保・自費）

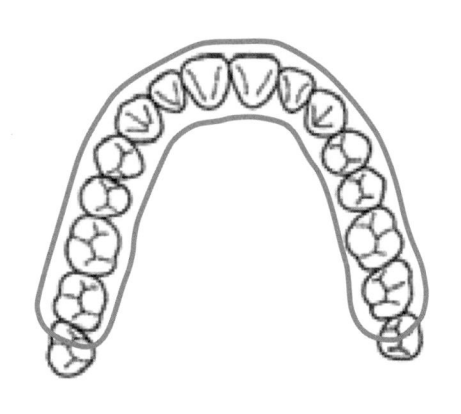

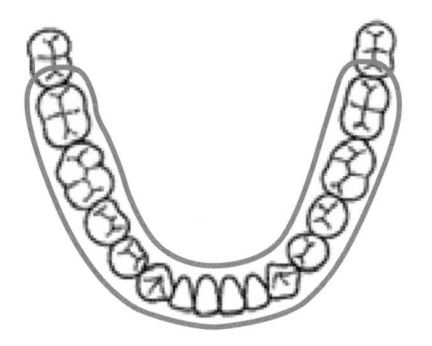

```
        8 7 6 5 4 3 2 1 | 1 2 3 4 5 6 7 8
右 ──────────────────────────────────── 左
        8 7 6 5 4 3 2 1 | 1 2 3 4 5 6 7 8
```

睡眠時無呼吸症候群の治療用マウスピースです

- 設計線はサベイラインより下方（歯頸部寄り）に設定してください
- 臼歯部頬側のブロックアウトは，下部鼓形空隙を埋めすぎないようにしてください
- 上顎前歯の唇側，下顎前歯の舌側は 0.5～1.0mm リリーフしてください
- 着脱時に軽く抵抗がある程度の維持力にしてください
- 上下顎別々に作製してください（装着時にチェアサイドにて上下マウスピースを固定します）

完成日	〇〇月〇〇日〇〇時

©医歯薬出版

スリープスプリントを装着される患者さんへ

スリープスプリントは，睡眠中に呼吸をしやすくするために，下あごを前に出した状態で固定する装置です．

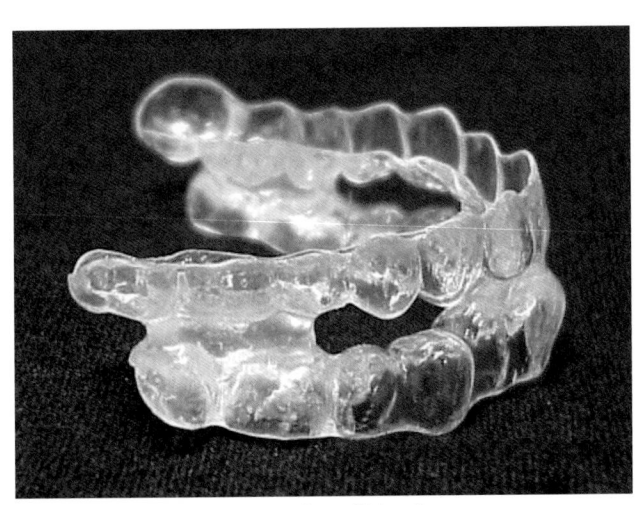

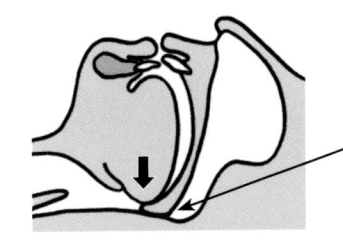

スリープスプリント

無呼吸時
舌が重力で落ち込み，気道がつまった状態

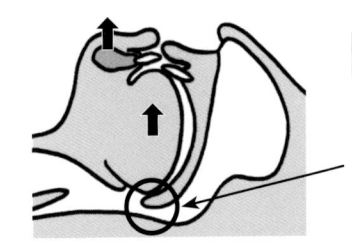

装着時
スリープスプリントを装着し下あごを上に突き出すと，舌も上方に移動し，気道が確保されます

1. スプリント装着による違和感

・入眠時にはスプリントによる違和感でなかなか寝つけない場合もあります．夜中に目が覚めてしまう場合もあるかもしれません．最初は朝までの装着は難しいですが，できるだけ装着するようにしてください．慣れるまで1週間以上かかる場合もあります
・起床時には歯が浮いたような感じや咬み合わせがわからないような違和感が生じます．通常30分くらいで違和感は薄らいでいきます．午後になっても違和感が治まらない場合や歯や顎関節に痛みを生じた場合は，使用を中止して下さい．何年も使用している間に，歯並びが微妙に変わっていくことがあります．上の歯は内側に，下の歯は外側に傾斜し前咬みになる傾向があります．いったん変わった歯並びはもとには戻せません．これをできる限り予防するために，毎朝，奥歯で咬むように意識して下さい

2. スプリントの清掃と保管

歯磨きと同時にスプリントも歯ブラシで水洗いしてください．歯磨剤を使用するとスプリントが削れてしまいますので，歯磨剤は使用しないでください．また，汚れが気になるときや消毒したいときは，市販の総入れ歯用洗浄剤を使用してください．お湯につけると変形して使えなくなりますので，注意してください．スプリントの保管にはタッパーなどの容器を使用するとよいでしょう

3. スプリントの調整

あごを固定する位置は効果と副作用を診ながら決定しますので，スプリントの完成には何回かの通院・調整が必要です

4. 効果の判定

スプリントの効果を判定するためにも，家族の方に「いびきが小さくなったか」「呼吸が止まることがなくなったか」確認してもらってください．また，客観的にも効果を判定する必要がありますので，再度，終夜睡眠ポリグラフ検査を受けることをお勧めいたします

5. 定期ケア

スプリントの固定源は歯です．虫歯や歯周病などで歯を失うと装着できなくなります．睡眠時の呼吸機能を守るためにも，歯の定期検診や専門的口腔清掃を受けてください

※その他，不明な点がある場合は担当医に連絡してください

Ⓒ医歯薬出版

再診時問診票

氏名＿＿＿＿＿＿＿＿＿＿　　記入日　　年　　月　　日

口腔内装置について				
装着頻度（　　日／1週間）　装着時間（　時　分〜　時　分）　睡眠時間（　時　分〜　時　分）				

効果について				治療による改善
いびきはかきますか？	□ ない	□ 小さい	□ 大きい	有・無
無呼吸はありますか？	□ ない	□ ときどき	□ 毎晩	有・無
昼間の眠気はありますか？	□ ない	□ ときどき	□ よく眠くなる	有・無
熟睡感はありますか？	□ 良い	□ ふつう	□ 悪い	有・無
寝起きはどうですか？	□ 良い	□ ふつう	□ 悪い	有・無
夜中にトイレに起きますか？	□ 起きない	□ 1〜2回	□ 3回以上	有・無

副作用について		
歯の痛みはありますか？	□ ない	□ ある（　　時間　持続する）
あごの痛みはありますか？	□ ない	□ ある（　　時間　持続する）
咬みにくさはありますか？	□ ない	□ ある（　　時間　持続する）
他に気になることはありますか？	□ ない	□ ある（口乾，涎，眠れない）

全身的なことについて			
体調の変化はありますか？	□ 改善	□ 変化なし	□ 悪化
全身的な病気の変化はありますか？	□ 改善	□ 変化なし	□ 悪化
体重の変化はありますか？	□ 減少	□ 変化なし	□ 増加（　　）kg
血圧の変化はありますか？	□ 低下	□ 変化なし	□ 上昇（　／　）mmHg

眠気の自覚的評価	眠くなることが多い	ときどき眠くなる	まれに眠くなる	ほとんど眠くならない
座って読書をしているとき	3	2	1	0
テレビを見ているとき	3	2	1	0
会議，映画館，劇場などで静かに座っているとき	3	2	1	0
乗客として1時間続けて自動車に乗っているとき	3	2	1	0
午後に横になって，休息をとっているとき	3	2	1	0
座って人と話をしているとき	3	2	1	0
昼食をとった後（飲酒なし），静かに座っているとき	3	2	1	0
自動車で運転中，交通渋滞で2〜3分止まっているとき	3	2	1	0

合計点　　　点

© 医歯薬出版

診療情報提供書

① 医科へ PSG 検査を依頼する場合

傷病名：OSAS 疑い
紹介目的：OSAS に対する精査
臨床経過および検査結果，既往歴　等：   　いつもお世話になっております．本患者は，日中の眠気，いびき・無呼吸を主訴に当院を来院されました．問診より，いびき・無呼吸を家族から毎日指摘を受けること，ESS：18 点と眠気の自覚があること，マランパチー分類 Class Ⅲ であることから OSAS を疑い，顎顔面形態の評価，口腔内装置（OA）適応症の診断のためセファロメトリー検査，いびき音テスト，内視鏡検査を施行しました． 　セファロメトリー検査の結果，上気道の狭小，軟口蓋過長，小顎，舌骨の低下など OSAS に特徴的な所見が認められました．視診上，口蓋扁桃は認められませんでした．いびき音テストでは，下顎の前方移動により，いびき音が消失しました．内視鏡検査にて，下顎前方移動に伴い上気道が開大する所見が認められたため，下顎前方移動型の口腔内装置の効果が期待できると思われました． 　貴院にて PSG 検査を含めた御精査・御高診のほど，宜しくお願い申し上げます．
現在の処方
備考

診療情報提供書

② 医科から OA 紹介の依頼を受けた返事

傷病名：OSAS
紹介目的：受診報告，検査結果報告
臨床経過および検査結果，既往歴　等： 　いつもお世話になっております．ご紹介ありがとうございました．当院にて，顎顔面形態の評価，口腔内装置（OA）適応症の診断のためセファロメトリー検査，いびき音テスト，内視鏡検査を施行しました． 　セファロメトリー検査の結果，上気道の狭小，軟口蓋過長，舌骨の低下，顎下軟組織過大などOSASに特徴的な所見が認められました．いびき音テストでは，下顎の前方移動により，いびきが消失しました．内視鏡検査にて，下顎前方移動に伴い上気道が開大する所見が認められたため，下顎前方移動型の口腔内装置の適応と診断しました． 　貴院にて施行していただきましたPSG検査の結果，AHI：25.6/h, Lowest SpO$_2$：76%と，中程度のOSASが認められ，BMI：30.2と肥満型のOSASですが，上記検査の結果からOAの効果は期待できると思われます．また，本患者の主訴である眠気に関しては，Arousal：45.5/hのうち，呼吸関連のArousalが30.4/hと高い割合を占めることから，OA治療による呼吸状態の改善に伴い，日中の眠気に対しても効果が期待できると思われます． 　今後，当院にてOAを作製いたします．OAが完成しましたら，貴院にてOA評価のためのPSG検査を含めた御精査・御高診のほど，宜しくお願い申し上げます．
現在の処方
備考

© 医歯薬出版

診療情報提供書

③ 医科へ OA の評価を依頼する場合

傷病名：OSAS
紹介目的：口腔内装置治療の評価
臨床経過および検査結果，既往歴　等： 　いつもお世話になっております．〇〇年〇〇月〇〇日当院にて口腔内装置（OA）を作製し，いびきの消失，日中の眠気の改善（ESS：21点→4点），起床時の頭痛消失，夜間頻尿の改善（一晩3～4回→0～1回）など，効果がうかがわれます．OAの装着率は6日/週，装着時間は6時間と装着状況も良好です．OA装着に伴う副作用も認められません．以上から，OAを完成としました．なお，OA治療による下顎の前方移動量は，最大10mmのところ，7mmの位置で固定しており，検査の結果OAの治療効果が低い場合には，さらに前方へ出す調整が可能です． 　つきましては，貴院にてOA評価のためのPSG検査を含めた御精査・御高診のほど，宜しくお願い申し上げます．
現在の処方
備考

診療情報提供書

④医科へCPAP治療を依頼する場合

傷病名：OSAS
紹介目的：CPAP治療の依頼
臨床経過および検査結果，既往歴　等：   　いつもお世話になっております．口腔内装置（OA）治療の評価のためPSG検査を施行していただきまして，ありがとうございました．検査の結果，OA治療により，AHI:56.2/h → 22.5/hとわずかに改善が認められました．患者の自覚症状は改善（ESS:19点→4点）しているものの，中程度のOSASが残存している状態です．OA治療による下顎の前方移動量は，ほぼ最大の位置で固定しているため，これ以上前方へ出すことは困難です．合併症に心不全，不整脈が認められることからも，治療効果が確実なCPAP治療が望ましいと考えます． 　CPAP治療の適応を含め，貴院でのご高診のほど，宜しくお願い申し上げます．なお，OAに関しては，CPAP治療が導入されるまでの期間，装着するように指示しております．
現在の処方
備考

索引

あ

悪性腫瘍……………………45
アデノイド切除術……………28
アデノイド肥大………………28
アレルギー性鼻炎……………94
アンダーカット………62,63,65,70

い

いびき………9〜12,15,18,35〜38,
49,50,55,58,71,72,77〜79,84,88,
92,94,103,105
いびき音センサー……………18
いびき音テスト………58,94,103,104
インスリン抵抗性……………12
咽頭扁桃………………………43

う

うつ病…………………………37,98

え

エプワース眠気尺度…………39
エルコプレス…………………62

お

オーラルシール………………95
オクルーザルスプリント……89
オトガイ筋……………………17
オトガイ筋筋電図……………17
オトガイ舌筋…………………9,27,48
オトガイ舌骨筋………………29

か

概日リズム性睡眠障害…14,33,38,92
開鼻声…………………………28
過蓋咬合………………………42

下顎骨……………………10,27,29,42
下顎骨隆起……………………42
下顎前方移動型………………26,58
下顎頭可動化訓練……………89
顎関節症………………60,61,87,89,92
顎骨前方移動術………………28
覚醒………………………16,48〜50,52
覚醒回数………………………52
覚醒反応………………………49,52,92
覚醒反応指数…………………49,52
下肢運動………………………16,49
下肢運動指数…………………52
下肢筋電図……………………19
カタプレキシー………………21
下鼻甲介切除術………………28
花粉症……………………39,85,94,98
簡易検査…………………19,20,54,55
眼球運動………………………16,17
眼電図…………………………17

き

急速な眼球運動………………17
狭心症…………………………36,98
胸・腹部バンドセンサー……18
虚血性心疾患……………11〜13,24,36,92
筋電図…………………………16,46
筋電図センサー………………20

け

頸椎……………………………44
経皮的動脈血酸素飽和度………8,18,
20,47,55,80
経皮的動脈血酸素飽和度センサー
…………………………………18,20,55
経鼻的持続陽圧呼吸療法治療…23,58

倦怠感…………………………15

こ

抗うつ薬………………………37
口蓋垂軟口蓋咽頭形成術……28
口蓋舌筋………………………27
口蓋扁桃………………………28,41,45
口蓋扁桃摘出術………………28
口蓋扁桃肥大…………………28,41
咬筋……………………………74,75
咬筋痛…………………………74
口腔内装置………3,7,9,45,57,58,68,
71,89,97,106
口腔内装置治療………………23,26
高血圧症……………3,8,9,11〜13,16,24,
29,36,37,84,88,92,98
咬合性外傷……………………90
高照度光照射療法……………33
甲状舌管嚢胞…………………45
甲状腺疾患……………………36,98
高炭酸ガス血症………………12
咬頭嵌合位……………………90
抗利尿ホルモン………………38
呼吸運動………………………16
呼吸器疾患……………………36
呼吸気流フローセンサー……18,20
骨棘……………………………44
骨隆起…………………………61
混合性無呼吸…………………55
コンプライアンス……………23〜26

さ

最大前方移動量………………68,69,94
最低 SpO_2 値…………………52
サベイライン…………………100

107

酸素飽和度……………16,55,56,80,82
酸素飽和度低下指数……………52,55

し

歯牙交換期……………90
脂質異常症………11～13,29,36,98
歯周病………3,60,85,90,92,101
シフトワーカー……………33,38
周期性下肢運動指数……………52
周期性四肢運動……………92
終夜睡眠ポリグラフ検査………3,15,16,46,101
小顎…………10,28,40,41,45,90,103
上顎骨……………10,27,42
小顎症……………10
上気道刺激装置……………29
上下一体型……………26,58
上下分離型……………26
情動性脱力発作……………21
心筋梗塞……………36,98
心血管障害………3,8,12,16
心疾患……………88,96
心電図……………16,18
心電図モニター……………18
心不全…………11,12,16,24,25,36,84,92,106
心不全患者……………36,37

す

睡眠衛生……………29,30
睡眠関連運動異常症……………89
睡眠関連呼吸障害……………14
睡眠期間……………52
睡眠経過図……………48,82
睡眠効率……………52,82
睡眠時ブラキシズム……61,75,76,89
睡眠時無呼吸症候群……………7,47
睡眠障害………3,11,14,19,20,30,32,38,84,88,89,92
睡眠ステージ……………80,82
睡眠潜時……………52

睡眠相後退症候群……………33
睡眠相前進症候群……………33
睡眠体位……………23,29,30
睡眠段階……………48,50
スクリーニング…………19,35,36,40～42,55
スタビライゼーションスプリント89
頭痛……………11
スプリント…………62,64～66,68,70,72,74,95,101
スリープスプリント……………71,101

せ

生活の質……………3,8
生命予後……………12,13,37,96
舌下神経……………29
舌骨……………27,29,43,103,104
舌骨上筋群……………29
舌根……………9,50
舌根沈下……………48
舌前方保持型……………26
舌扁桃肥大……………44,45
セファログラム……………41～43
セファロメトリー検査………103,104
前方整位型スプリント……………89
前立腺肥大……………38

そ

総覚醒回数……………82
総記録時間……………52
総就寝時間……………52
総睡眠時間……………52
側頭筋……………74
側頭筋痛……………74

た

体位依存性OSAS……………51,52,55
体位センサー……………18
タイトレーション………72,74,78,79,88,92,94
タイプ3簡易モニター……………54

多系統萎縮症……………32

ち

中枢性過眠症……………21
中枢性睡眠時無呼吸症候群……………24
中枢性無呼吸……………18,55
中途覚醒……………39
中途覚醒時間……………52

つ

椎骨……………10,42

て

低呼吸……………15,18,47,48,52,55,56,80,82,89
適応換気補助装置……………25

と

糖尿病………3,8,11～13,29,36,38,84,92,98
動脈硬化症………11～13,36,98
ドーパミン……………22
努力性呼吸……………55

な

内視鏡検査………58,77,94,103,104
ナルコレプシー……………14,21,92
軟口蓋………9,10,23,24,27,28,41～43,95,103,104

に

二相性気道陽圧療法……………25
入眠潜時……………52

の

脳血管障害………3,8,11～13,16,24,36,92
脳卒中……………36,98
脳波……………16,17,20,46,54
ノンレム睡眠……………16,48

は

パーキンソン病 …………… 22,32
ハードタイプ ………… 64,75,100
ハイブリッドタイプ ………… 64,75
歯ぎしり …………………… 38,75
鼻茸 ………………………… 28
パノラマＸ線 ………………… 60
パルスオキシメーター検査 ……
19,20,55,56
パルソックス ………………… 47

ひ

鼻炎 ………………………… 85,98
肥厚性鼻炎 …………………… 28
鼻疾患 ………………………… 36
ビタミン ……………………… 33
鼻中隔矯正術 ………………… 28
鼻中隔湾曲症 ……………… 28,98
非24時間睡眠覚醒症候群 …… 33
鼻粘膜 ……………………… 27,30
非復位性関節円板転位 …… 61,89
ヒプノグラム ……………… 48,82
肥満 ………… 10〜13,23,29,30,37,
40,90,104
貧血 …………………………… 22
頻尿 …………………… 11,38,105

ふ

フィットチェッカー ………… 73
不規則型睡眠覚醒パターン … 33
復位性関節円板転位 ………… 89
副鼻腔根治術 ………………… 28
不整脈 ………… 9,11〜13,18,36,84,
92,98,106
不眠症 …………………… 37,38,98
ブラキシズム ……………… 62,89
ブロックアウト ……… 62〜64,100

へ

米国睡眠学会 ………………… 92
閉塞性睡眠時無呼吸症候群 … 3,7,8
閉塞性無呼吸 ……………… 18,55

変形性関節症 ………………… 89
扁桃 ……………………… 10,23
扁桃腺 …………………… 10,42
扁桃組織 ……………………… 27
扁桃摘出術 …………………… 90
扁桃肥大 …………… 10,36,90,98

ま

マウスピース …………… 62,96,100
マニュピュレーションテクニック
………………………………… 89
マランパチー ……………… 41,103

み

脈拍 ……………………… 20,55,56

む

無呼吸 ……… 9,10,12,15〜18,23,24,
36〜38,42,43,47〜52,55,56,71,
72,78,80,82,88,89,103
無呼吸指数 ………………… 52,82
無呼吸低呼吸指数 …… 15,47,52,80
むずむず足症候群 ……… 14,19,22

め

メタボリックシンドローム … 3,8
メラトニン …………………… 33

や

夜間覚醒 …………………… 71,72
夜尿 ………………………… 11,38

り

利尿剤 ………………………… 38
リベース ……………………… 70
リリーフ ……………… 62〜65,73

れ

レビー小体型認知症 ………… 32
レム睡眠 ………… 16,17,32,48〜51,56
レム睡眠行動障害 ……… 14,32

レム潜時 ……………………… 52

A

Adaptive Servo Ventilation …… 25
AHI ……… 15,16,45,47,52,54〜56,
80,82,88,92,96,104,106
AI ……………………………… 52,82
Apnea Hypopnea Index
………………………………… 15,47,52
Apnea Index …………………… 52
Arousal ……………………… 49,104
Arousal Index ………………… 49,52
ASV …………………………… 25
Auto-CPAP …………………… 25
Awake ………………………… 48

B

Bi-level Positive Airway Pressure
………………………………… 25
BiRAP ………………………… 25
BMI ……………… 40,41,45,55,56,104
Body Mass Index ……………… 40

C

Central Sleep Apnea Syndrome
………………………………… 24
Continuous Positive Airway
Pressure ……………………… 23,58
CPAP 13,23〜26,29,37,38,58,59,
73,76,77,87,88,90〜93,106
CPAP圧 ……………………… 24
Cricomental Space …………… 41
CSAS ………………………… 24,25

E

Epworth Sleepiness Scale
………………………………… 39,99
ESS ……… 39,40,79,84,99,103,106

G

GA …………………………… 29

Genio Hyoideus & Hyoglossus Advancement……29

I
Inspire Upper Airway Stimulation……29

L
Leg Movement Index……52
LMI……52
Lowest SpO$_2$……47,52,104

M
MAD……26,27,58
Mallampati……41
Mandibular Advancement Device……26,58
Maxillomandibular Advancement……28
MMA……28

N
non-Rapid Eye Movement……16
NREM睡眠……16,48
Number of Stage Wake……52

O
OA……9,10,13,23,26,27,29,35〜38,43,46,51,55,58〜63,68,70〜80,82,84〜95,105,106
OA治療……80
Obstructive Sleep Apnea Syndrome……8
ODI……52,55
Oral Appliance……23,26,58
OSAS……3,7〜16,19〜21,23,24,26〜30,33,35〜43,45〜50,52,54〜60,71,72,76〜78,80,84〜92,94,97,103
Over Bite……42
Over Jet……42,85

Oxygen Desaturation Index……52,55

P
Periodic Leg Movement Index……52
PLMI……52
Polysomnography……15,16,46
PSG……15,16,24,45,46,80,82,92,96,103
PSG検査……15,16,18〜20,25,46,49,54,80,92,96,104,106

Q
QOL……3,8

R
Rapid Eye Movement……16,17
RBD……32
RDI……54,55
REM……16
REM Latency……52
REM sleep Behavior Disorder……32
REM睡眠……48
Respiratory Disturbance Index……54
Restless Legs Syndrome……22
RLS……22

S
SEMs……17
Sleep Efficiency……52
Sleep Latency……52
Sleep Period Time……52
Slow Eye Movements……17
Snoring Sound Test……58
SpO$_2$……8,47,50,55,56,80,82
SpO$_2$＜90%……47,82
SpO$_2$センサー……18,20
SpO$_2$の最低値……52,55,80,82

SPT……52

T
T90……52
TIB……52
Time In Bed……52
Time of SpO$_2$＜90%……52
Titration……24
Tongue Retaining Device……26
Tonsillar Grade……41
Total Recording Period……52
Total Sleep Time……52
TRD……26
TRP……52
TST……52

U
UPPP……28
Uvulo Palato Pharyngo Plasty……28

W
Wake time After Sleep Onset……52
WASO……52

数字
1ピースタイプ……26,58
2ピースタイプ……26

記号
％Time of SpO$_2$＜90%……52
％T90……52

歯科医師の歯科医師による歯科医師のための
睡眠時無呼吸症候群の口腔内装置治療　ISBN978-4-263-46116-7

2014年12月20日　第1版第1刷発行
2022年10月20日　第1版第6刷発行

監修者　阪　井　丘　芳
発行者　白　石　泰　夫

発行所　医歯薬出版株式会社

〒113-8612　東京都文京区本駒込1-7-10
TEL.（03）5395-7634（編集）・7630（販売）
FAX.（03）5395-7639（編集）・7633（販売）
https://www.ishiyaku.co.jp/
郵便振替番号　00190-5-13816

乱丁，落丁の際はお取り替えいたします　　印刷・第一印刷所／製本・愛千製本所
© Ishiyaku Publishers, Inc., 2014. Printed in Japan

本書の複製権・翻訳権・翻案権・上映権・譲渡権・貸与権・公衆送信権（送信可能化権を含む）・口述権は，医歯薬出版㈱が保有します．

本書を無断で複製する行為（コピー，スキャン，デジタルデータ化など）は，「私的使用のための複製」などの著作権法上の限られた例外を除き禁じられています．また私的使用に該当する場合であっても，請負業者等の第三者に依頼し上記の行為を行うことは違法となります．

JCOPY ＜㈳出版者著作権管理機構　委託出版物＞

本書をコピーやスキャン等により複製される場合は，そのつど事前に㈳出版者著作権管理機構（電話 03-5244-5088，FAX 03-5244-5089，e-mail : info@jcopy.or.jp）の許諾を得てください．